reinhardt

Ulrike Angermann • Maik Grünwald

Ohne harte Bandagen – Boxen als Therapie

Ernst Reinhardt Verlag München

Ulrike Angermann, Hannover, Studium der Psychologie, ist Traumatherapeutin, Boxtherapeutin (Therapeutisches Boxen), Mediatorin, Systemische Einzel-, Paar- und Familientherapeutin. Als geschäftsführende Inhaberin leitet sie seit 2012 das „PITT-Praxis-Institut für systemische Traumaarbeit, Trauma & Sport" in Hannover, Karlsruhe und Freiburg. Dort bildet sie mit ihrem Team u. a. Boxcoaches und Boxtherapeut:innen aus.

Maik Grünwald, Karlsruhe, ist Sozialarbeiter (B. A.), Traumapädagoge und traumazentrierter Fachberater sowie systemischer Deeskalationstrainer und Boxtherapeut. Als Inhaber von „Starkwerk – Stark sein. Anders handeln." leitet er ein Institut für Fortbildung, Beratung und klientenzentrierte Arbeit für Fachkräfte aus Pädagogik, Jugendhilfe und psychosozialen Arbeitsfeldern.

Bibliografische Information der Deutschen Nationalbibliothek

Die Deutsche Nationalbibliothek verzeichnet diese Publikation in der Deutschen Nationalbibliografie; detaillierte bibliografische Daten sind im Internet über <http://dnb.d-nb.de> abrufbar.
ISBN 978-3-497-03350-8 (Print)
ISBN 978-3-497-62095-1 (PDF-E-Book)
ISBN 978-3-497-62096-8 (EPUB)

Printed in EU
Lektorat: Dipl.-Psych. Kornelia Langer, Dresden
Covermotiv: ©iStock.com/Nikolas_jkd
Fotos im Innenteil: Alexander Demandt / www.ps-art.de; Produktabbildungen mit frdl. Genehmigung von *Bad Company*, Wiedenbrück / *Bay-Kampfsport*, Obertraubling / *Green Hill* GmbH, Tostedt / *Pfaffen Sport*, GmbH & Co KG, Köln
Satz: Bernd Burkart; www.form-und-produktion.de

Ernst Reinhardt GmbH & Co KG, Kemnatenstr. 46, D-80639 München
Net: www.reinhardt-verlag.de E-Mail: info@reinhardt-verlag.de

Inhalt

Ein Wort zuvor

Die Sport- und Bewegungstherapie hat in den vergangenen Jahren zunehmend an Bedeutung gewonnen. Dort, wo rein kognitive Zugänge an ihre Grenzen stoßen, eröffnet die Arbeit mit dem Körper neue Wege: Gefühle werden spürbar, innere Zustände erhalten Ausdruck, und Selbstwirksamkeit kann unmittelbar erlebt werden.

Das therapeutische Boxen ist ein solcher körperorientierter Ansatz. Ursprünglich in den USA konzipiert, wurde die Boxtherapie von den beiden Autoren dieses Buches über viele Jahre hinweg weitergedacht und praxisnah weiterentwickelt – mit einem besonderen Fokus auf der Arbeit mit Menschen, die Traumata erlebt und/oder eine lebensbedrohliche Diagnose erhalten haben.

Forschungsgruppen haben herausgefunden, dass die Boxtherapie Patient:innen helfen kann, soziale, psychische und körperliche Beeinträchtigungen zu überwinden. Therapeutisches Boxen wird mittlerweile u. a. in der Geriatrie, in Kliniken für Psychosomatik oder auch in Kinder- und Jugendpsychiatrien angewendet.

Wir als Autorenteam arbeiten mit der Boxtherapie schwerpunktmäßig im Rahmen der Traumapädagogik und der Traumatherapie in eigener Praxis. Im Zentrum stehen nie der sportliche Aspekt oder die Fitness, sondern stets das Erleben, die Körperwahrnehmung, die Selbsterfahrung, die Förderung des Selbstbewusstseins, das Nähe-Distanz-Verhalten und die Frage, wie koordinierte Bewegung, haltgebende Struktur und Beziehung dazu beitragen können, die innere Stabilität zu verbessern und Handlungsspielräume zu erweitern.

In der praktischen Arbeit zeigt sich immer wieder: Therapeutisches Boxen wirkt nicht über Kraft oder Technik, sondern über Körperwahrnehmung, Emotionsregulation und das Erleben von Kontrolle. Klient:innen lernen hier, Gefühle zu beschreiben, zuzuordnen und mit Erlebtem in Verbindung zu bringen. Es geht nicht darum, zu kämpfen oder Aggressionen auszuleben, sondern darum, sich selbst im eigenen Körper wieder zu spüren, Grenzen wahrzunehmen und Gefühle in einem sicheren Rahmen zu regulieren. Boxen wird hier zu einem Mittel, nicht zu einem Ziel.

Immer wieder werden wir mit dem Vorurteil konfrontiert, dass therapeutisches Boxen Wut und Aggression eher verstärken würde, da Boxen ein Kampfsport sei und man (potenziellen) Täter:innen damit auch noch ein Handwerkzeug mitgeben würde. In diesem Buch möchten wir diese Frage näher beleuchten und unsere Erfahrungen zu Boxen als Therapie aus über zehn Jahren Arbeit mit Menschen zur Verfügung stellen.

Dieses Buch richtet sich an Fachkräfte aus Psychotherapie, Psychologie, Traumapädagogik sowie angrenzenden therapeutischen und pädagogischen Disziplinen, die körperorientierte Methoden verantwortungsvoll in ihre Arbeit integrieren möchten. Es versteht sich als praxisnahes Fachbuch, das theoretische Grundlagen mit konkreten methodischen Anleitungen verbindet.

Gleichzeitig ersetzt dieses Buch keine therapeutische oder traumapädagogische Ausbildung. Therapeutisches Boxen erfordert spezielle Fachkompetenzen, besondere Selbstreflexion und eine klare ethische Haltung. Die hier vorgestellten Konzepte und Übungen sollen Anregung, Vertiefung und Unterstützung bieten – immer mit dem Ziel, Klient:innen sicher, respektvoll und ressourcenorientiert zu begleiten.

Wenn Sie, liebe:r Leser:in, eine Resonanz zum therapeutischen Boxen spüren, sind Sie herzlich eingeladen, auch unsere Seminare und Ausbildungen zu besuchen. Mehr dazu am Ende dieses Buchs.

Ulrike Angermann,
Maik Grünwald

1 Warum therapeutisches Boxen helfen kann: Nutzen und Wirksamkeit

Körperliche Bewegung allgemein wirkt auf mehreren Ebenen gleichzeitig. Sie beeinflusst das Nervensystem, reguliert Stressreaktionen und ermöglicht Erfahrungen, die über Sprache allein oft nicht zugänglich sind. Im therapeutischen Boxen werden diese Effekte gezielt genutzt und in einen sicheren, klar strukturierten Rahmen eingebettet.

Ein zentraler Wirkfaktor ist dabei die Erfahrung von Kontrolle. Klient:innen bestimmen Tempo, Intensität und Nähe selbst. Sie erleben, dass sie handeln können, ohne sich oder andere zu gefährden. Gerade für Menschen, die Kontrollverlust, Grenzverletzungen oder Ohnmacht erfahren haben, ist diese Erfahrung von großer Bedeutung. Viele Klient:innen – insbesondere Menschen mit Traumafolgestörungen – haben gelernt, ihren Körper als unsicheren Ort zu erleben. Therapeutisches Boxen kann helfen, den eigenen Körper schrittweise wieder als Ressource zu erfahren.

Darüber hinaus ermöglicht das therapeutische Boxen einen spielerischen und zugleich ernsthaften Zugang zu Emotionen wie Wut, Angst oder Scham. Gefühle dürfen da sein und sich zeigen, aber sie werden nicht unkontrolliert ausgelebt. Stattdessen werden sie wahrgenommen, eingeordnet und reguliert. Dies fördert nicht nur emotionale Stabilität, sondern auch Selbstakzeptanz.

Im Gruppensetting kommen soziale Aspekte hinzu: Respekt, Kommunikation, Nähe und Distanz werden unmittelbar erfahrbar. Im Einzelsetting kann das therapeutische Boxen individuell angepasst werden und bietet Raum für tiefe körperliche und emotionale Verarbeitungsprozesse.

Therapeutisches Boxen ist kein Allheilmittel, aber ein wirkungsvolles ergänzendes Verfahren. Richtig eingesetzt, kann es Menschen dabei unterstützen, wieder in Kontakt mit sich selbst zu kommen, innere Spannungen abzubauen und neue Handlungsspielräume zu entwickeln.

1.1 Abgrenzung zum Boxen als Sport

Obwohl therapeutisches Boxen Elemente des Boxsports nutzt, unterscheidet es sich in der Zielsetzung, der Haltung und der Durchführung grundlegend vom sportlichen Boxen. Diese Abgrenzung ist zentral, um Missverständnisse zu vermeiden und den therapeutischen Anspruch klar zu verorten.

Boxen als Sport ist in erster Linie leistungs- und wettkampforientiert. Im Mittelpunkt stehen körperliche Fitness, Technik, Ausdauer, Schnelligkeit sowie der Vergleich mit einem Gegenüber. Training und Wettkampf folgen klaren Regeln, die auf Sieg, Durchsetzung und Optimierung der eigenen Leistung ausgerichtet sind. Auch wenn Werte wie Respekt und Fairness im Sport eine wichtige Rolle spielen, bleibt das Ziel ein sportlicher Erfolg.

Therapeutisches Boxen verfolgt im Vergleich dazu keine sportlichen Ziele. Es geht weder um Leistung noch um Wettbewerb, weder um Sieg noch um Niederlage. Die Boxtechnik dient hier nicht der Effizienz im Kampf, sondern der Strukturierung von Bewegung und Aufmerksamkeit. Dabei steht das subjektive Erleben im Vordergrund. Die zentralen Fragen sind nicht *Wie gut boxe ich?* oder *Wie stark bin ich?*, sondern Wie erlebe ich meinen Körper?, *Wie fühlt sich Anspannung an?*, *Wo liegen meine Grenzen?* und *Was brauche ich, um mich sicher zu fühlen?*. Das Tempo, die Intensität und die Nähe bzw. die Distanz werden nicht vorgegeben, sondern gemeinsam abgestimmt, und sind jederzeit veränderbar.

Ein weiterer wesentlicher Unterschied liegt in der therapeutischen Haltung. Therapeutisches Boxen ist eingebettet in eine Arbeitsbeziehung und Reflexion. Bewegungen werden nicht isoliert ausgeführt, sondern in einen psychotherapeutischen oder pädagogischen Prozess integriert. Wahrnehmung, ein In-Worte-Fassen des Erlebten und Nachspüren sind feste Bestandteile der Arbeit.

Gerade diese Einbettung unterscheidet therapeutisches Boxen deutlich von sportlichen oder fitnessorientierten Angeboten. Ohne therapeutischen Rahmen kann Boxen aktivierend, aber auch überfordernd wirken. Erst durch fachliche Begleitung, klare Struktur und bewusste Dosierung wird aus Bewegung ein therapeutischer Prozess. Therapeutisches Boxen ist daher auch keine abgeschwächte Form des Boxsports, sondern ein eigenständiger körperorientierter Ansatz, der sich bewusst einer sportlichen Leistungslogik entzieht. Diese Abgrenzung bildet die Grundlage für die ethische Verantwortung bei der Arbeit mit dem Körper – ein Aspekt, der im weiteren Verlauf dieses Buches noch vertieft wird.

1.2 Weshalb therapeutisches Boxen nicht aggressiv macht: Aggressionsmythen und ethische Grenzen

Auf den ersten Blick scheint Boxen ein ungewöhnliches therapeutisches Mittel zu sein. In der öffentlichen Wahrnehmung ist Boxen häufig mit Aggression, Wettkampf und Gewalt verbunden. Gerade im therapeutischen Kontext begegnen Fachkräfte daher nicht selten den folgenden Vorbehalten: Verstärkt Boxen nicht Wut? Fördert es nicht aggressive Impulse? Wird Klient:innen damit nicht ein Handwerkszeug an die Hand gegeben, das problematisches Verhalten eher verstärkt als reguliert?

Diese Fragen sind berechtigt. Boxen als Sport ist – trotz aller Werte von Fairness und Respekt – auf Durchsetzung, Vergleich und Wettkampf ausgerichtet. Doch therapeutisches Boxen ist kein Kampfsport im therapeutischen Gewand. Es folgt anderen Zielen, anderen Regeln und einer grundlegend anderen Haltung. Boxen als Therapie ist konsequent auf Selbstwahrnehmung, Emotionsregulation und Sicherheitsgefühl ausgerichtet.

Wertschätzung und Respekt bilden auch im therapeutischen Boxen eine zentrale Grundlage. Sie werden jedoch um eine explizit therapeutische Dimension ergänzt: Der Kontrahent ist nicht der andere Mensch, sondern die Erkrankung, ein belastendes Verhaltensmuster oder ein überwältigender innerer Zustand wie Anspannung, Ohnmacht, Übererregung, innere Leere oder auch unterdrückte Emotionen. Das Besondere ist: Wir arbeiten mit unserem Kontrahenten, nicht gegen ihn.

Auch die Schläge richten sich beim therapeutischen Boxen nicht gegen Menschen, sondern gegen Materialien. Es gibt keinen Sieg, keine Niederlage und keine Bewertung von Leistung. Entscheidend ist nicht, wie stark oder wie schnell jemand schlägt, sondern wie diese Bewegung erlebt wird und was sie bei der Person selbst auslöst.

Aktuelle psychologische und traumatherapeutische Ansätze gehen davon aus, dass Aggression häufig eine Schutzreaktion ist: ein Ausdruck von Überforderung, Ohnmacht oder verletzten Grenzen. Therapeutisches Boxen bietet einen Rahmen, in dem diese Energie wahrgenommen, benannt und reguliert werden kann, ohne sich selbst oder andere zu gefährden.

Zentral ist dabei die Erfahrung, dass Wut und Aggression nicht unkontrolliert abreagiert und ausgelebt werden müssen, um sich zu verändern. Das therapeutische Boxen ermöglicht eine gezielte, dosierte Entladung innerer Anspannung, die als entlastend und klärend erlebt werden kann. In diesem Sinne entfaltet therapeutisches Boxen eine kathartische Wirkung – jedoch nicht als ungebremstes Ausagieren. In therapeutischer Begleitung werden Emotionen innerhalb klarer Grenzen ausgedrückt, körperlich gespürt und anschließend reflektiert. Oberstes Ziel beim Boxen als Therapie ist nicht das Abreagieren, sondern das Verstehen und Steuern innerer Prozesse. Deshalb sind Reflexion, Nachspüren und mentale Einordnung feste Bestandteile der Arbeit.

Gerade die Phase nach der körperlichen Aktivierung ist entscheidend. Erst durch bewusstes Innehalten, Benennen und Einordnen kann das Erlebte integriert werden. Die entlastende Wirkung entsteht somit nicht allein durch das Schlagen, sondern durch das Zusammenspiel von Ausdruck, Regulation und Verstehen.

EXKURS:
Katharsis – Ein oft missverstandenes Konzept

Der Begriff Katharsis wird häufig missverstanden. Alltagsnah wird er oft mit unkontrolliertem Abreagieren oder dem ungehemmten Ausleben von Emotionen gleichgesetzt. In der Psychotherapie meint Katharsis jedoch etwas anderes: nämlich einen bewusst gestalteten Prozess von emotionalem Ausdruck, körperlicher Entlastung und anschließender Integration des Erlebten.

Wirkliche kathartische Erfahrungen entstehen nicht durch Eskalation, sondern durch emotionales Gehaltenwerden, sanfte, aber klare Struktur und sorgfältige Reflexion (Geuter 2015). Gerade bei körperorientierten Verfahren kann es entlastend sein, innere Spannung, Wut oder Angst spürbar werden zu lassen und ihnen Ausdruck zu geben – vorausgesetzt, dies geschieht in einem sicheren Rahmen, mit klaren Grenzen und professioneller Begleitung. Katharsis ist dann kein Selbstzweck, sondern ein Übergang: von innerer Überforderung hin zu mehr Klarheit, Selbstregulation und Handlungsfähigkeit.

Daher kommen wir zu dem Schluss, dass therapeutisches Boxen nicht aggressiv macht. Im Gegenteil: Richtig eingesetzt, kann es dazu beitragen, Wutimpulse frühzeitiger wahrzunehmen, ihre Funktion zu verstehen und alternative Handlungsmöglichkeiten zu entwickeln. Aggression wird so nicht bekämpft oder unterdrückt, sondern als Signal verstanden und in einen entwicklungsförderlichen Prozess eingebettet.

Diese ethische Haltung bildet eine zentrale Grundlage der boxtherapeutischen Arbeit und ist Voraussetzung für einen verantwortungsvollen Einsatz in Therapie und Pädagogik.

Im folgenden Abschnitt wollen wir einen Einblick in Wirkfaktoren und die aktuelle Forschungslage geben.

1.3 Zentrale Wirkmechanismen und empirische Befunde

Therapeutisches Boxen ist zugleich ein körperliches und ein psychisches Erfahrungsfeld. Bewegungsabfolgen, körperliche Aktivierung und strukturierte Interaktionen wirken nicht isoliert, sondern greifen auf mehreren Ebenen ineinander.

Boxen als Therapie fördert und stärkt insbesondere die Bewegungskoordination, die kognitiven Fähigkeiten, die Leistungs- und Konzentrationsfähigkeit, die motorischen Abläufe, die Körperbeherrschung, die Kondition sowie das Kennenlernen der eigenen Grenzen. Jedoch entfaltet therapeutisches Boxen seinen Effekt nicht über einen einzelnen Mechanismus. Vielmehr greifen mehrere Wirkfaktoren ineinander, die sich gegenseitig verstärken. Diese Faktoren sind aus anderen therapeutischen Kontexten gut bekannt, werden im Boxen jedoch auf eine besonders körpernahe und erfahrungsbasierte Weise aktiviert.

Die wissenschaftliche Forschung zum therapeutischen Boxen befindet sich aktuell noch in den Kinderschuhen. Im Unterschied zu etablierten psychotherapeutischen Verfahren liegen bislang nur wenige randomisierte kontrollierte Studien vor. Der überwiegende Teil der vorhandenen Forschung besteht aus qualitativen Studien, Prä-Post-Untersuchungen, Fallstudien sowie vereinzelten zusammenfassenden Übersichtsarbeiten.

Diese Forschungslage ist typisch für körper- und erlebnisorientierte Therapieansätze, die sich zunächst aus der Praxis heraus entwickeln. Entsprechend steht weniger der isolierte Wirksamkeitsnachweis einzelner Techniken im Vordergrund, sondern die Frage, wie und unter welchen Bedingungen boxbasierte Interventionen therapeutisch hilfreich sein können.

Eine Übersichtsarbeit zeigt, dass boxbasierte Interventionen bereits in verschiedensten Kontexten der psychischen Gesundheit eingesetzt werden, unter anderem in der Behandlung von Depression, Angst (beispielsweise generalisierter Angststörung), Traumafolgen sowie in der Arbeit mit Jugendlichen (Bozdarov et al. 2023), aber auch bei Substanzstörungen (Morton et al. 2019). Ergänzend liegen Studien zu Boxprogrammen in neurologischen und rehabilitativen Settings vor, insbesondere bei Parkinson (z. B. Domingos et al. 2022, Wang et al. 2025). Über diese Anwendungsfelder hinweg ergeben sich wiederkehrende Hinweise auf Verbesserungen von Emotionsregulation, Selbstwirksamkeit, Körperwahrnehmung und subjektivem Wohlbefinden, wobei die meisten Befunde aus kleineren Prä-Post-Studien und qualitativen Untersuchungen stammen (z. B. Bozdarov et al. 2023).

Gleichzeitig verweisen die Wissenschaftler:innen übereinstimmend auf methodische Grenzen der bisherigen Forschung, darunter kleine Stichproben, heterogene Interventionen und eine begrenzte Zahl kontrollierter Vergleichsstudien (Wang et al. 2025). Diese Einschränkungen erlauben derzeit keine generalisierenden Wirksamkeitsaussagen im engen Sinne, verweisen jedoch auf eine wachsende praxisnahe Evidenzbasis und einen klaren Bedarf an weiterführender Forschung (Bozdarov et al. 2023).

Vor diesem Hintergrund werden im Folgenden zentrale Wirkfaktoren therapeutischen Boxens dargestellt und jeweils mit den vorhandenen empirischen Befunden in Beziehung gesetzt.

1.3.1 Kohärenzsinn

Dauerhafte psychosoziale Belastungen, seelischer Disstress und überwältigende Anforderungen können die seelische Gesundheit erheblich beeinträchtigen. Laut World Health Organization ist Gesundheit jedoch „nicht nur das Fehlen von Krankheit oder Gebrechen“, sondern „ein Zustand des vollständigen körperlichen, geistigen und sozialen Wohlergehens“ (World Health Organization [WHO] 1948). Diese Definition macht deutlich, dass Gesundheit nicht allein über die Abwesenheit von Symptomen oder Diagnosen bestimmt wird, sondern über das Ausmaß subjektiv erlebten Wohlbefindens und die Fähigkeit, das eigene Leben aktiv und genussvoll zu gestalten.

Das Modell der Salutogenese stammt von dem Medizinsoziologen Aaron Antonovsky und wurde Ende der 1970er Jahre entwickelt (Bengel et al. 2001). Im Gegensatz zur Pathogenese richtet die Salutogenese den Blick nicht primär auf die Frage, was Menschen krank macht, sondern darauf, was sie gesund erhält. Im Zentrum stehen gesundheitsfördernde Schutzfaktoren und Ressourcen sowie die Bedingungen, unter denen Menschen trotz Belastungen handlungsfähig bleiben. Das ist eine andere Perspektive als die, sich primär auf Krankheiten, deren Heilung oder die Vermeidung von Risikofaktoren zu konzentrieren.

Vor diesem Hintergrund beschreibt Antonovsky den Kohärenzsinn als einen zentralen Schutzfaktor. Der Kohärenzsinn bezeichnet das Ausmaß, in dem Menschen ihr Leben als stimmig, verstehbar und bewältigbar erleben. Menschen mit einem ausgeprägten Kohärenzsinn gelten als besonders stressresistent. Der Kohärenzsinn entwickelt sich in der Regel bis zum jungen Erwachsenenalter und ist geprägt von einer grundlegenden Haltung des Vertrauens: in sich selbst, in andere Menschen und in die eigene Bewältigungsfähigkeit. Antonovsky beschreibt drei miteinander verbundene Dimensionen des Kohärenzsinns:

- Verstehbarkeit: Lebensereignisse werden als geordnet, erklärbar und nachvollziehbar erlebt.
- Handhabbarkeit: Es besteht das Vertrauen, über ausreichende innere und äußere Ressourcen zu verfügen, um Anforderungen bewältigen zu können.
- Sinnhaftigkeit: Herausforderungen werden als bedeutsam erlebt und die Auseinandersetzung mit ihnen wird als lohnend wahrgenommen.

Im Rahmen der Salutogenese wird angenommen, dass regelmäßig erlebte Bewältigungserfahrungen – etwa im Sport – den Kohärenzsinn stärken und sich günstig auf das Wohlbefinden und auf Spannungszustände auswirken können (Antonovsky 1997; Bengel et al. 2001). Aus salutogenetischer Perspektive wirkt körperliche Aktivität insbesondere dann gesundheitsfördernd, wenn sie nicht ausschließlich zweck- oder leistungsorientiert betrieben wird, sondern in ein stimmiges und persönlich bedeutsames Lebenskonzept eingebettet ist (Antonovsky 1997).

Therapeutisches Boxen spricht alle drei Dimensionen des Kohärenzbegriffs an. Eine klar strukturierte Abfolge von Übungen, die transparente therapeutische Rahmung und die unmittelbare körperliche Rückmeldung fördern die Verstehbarkeit des eigenen Erlebens. Handhabbarkeit entsteht durch die Erfahrung, körperliche und emotionale Spannung aktiv beeinflussen und regulieren zu können. Sinnhaftigkeit ergibt sich häufig aus der subjektiven Bedeutung, die Klient:innen dem Boxen zuschreiben – etwa als Ausdruck von Selbstbehauptung, Abgrenzung, Lebendigkeit oder wiedergewonnener Handlungsfähigkeit.

Insbesondere qualitative Studien dokumentieren Erfahrungen, die sich im Sinne des Kohärenzmodells interpretieren lassen. Teilnehmende berichten, dass boxbasierte Interventionen ihnen helfen, innere Zustände besser wahrzunehmen, zu verstehen und einzuordnen sowie Vertrauen in die eigene Bewältigungsfähigkeit zu entwickeln (Bozdarov et al. 2023; Hefferon et al. 2013; Morton et al. 2019). In Programmen für belastete Jugendliche wurde zudem beschrieben, dass die klare Struktur des Boxens Orientierung und Halt vermittelt – insbesondere bei instabilen Lebensumständen (Woodhead et al. 2019).

Therapeutisches Boxen kann vor diesem Hintergrund als salutogen orientierte Intervention verstanden werden, die das Kohärenzerleben auf körperlicher, emotionaler und psychosozialer Ebene unterstützt.

1.3.2 Körperwahrnehmung

Ein zweiter zentraler Wirkfaktor betrifft die Wahrnehmung des eigenen Körpers. Viele Menschen mit psychischen Belastungen berichten über ein distanziertes, unsicheres oder dysfunktionales Körpererleben. Therapeutisches Boxen setzt genau hier an, indem es die Körperwahrnehmung, die Standfestigkeit und die Präsenz im Hier und Jetzt in den Mittelpunkt rückt. Mit Körperwahrnehmung sind dabei sowohl das Spüren innerer Signale (z.B. Atmung, Herzklopfen und Anspannung) als auch die Wahrnehmung von Haltung, Bewegung und Gleichgewicht gemeint. Gerade bei Stress und Trauma kann diese Selbstwahrnehmung eingeschränkt oder mit Unsicherheit verbunden sein. Umso wichtiger ist eine behutsame, gut dosierte Annäherung.

Qualitative Studien sowie Erfahrungsberichte aus qualitativ und quantitativ gemischten Designs deuten darauf hin, dass Teilnehmende nach boxbasierten Interventionen ein klareres Gefühl für körperliche Grenzen und Bedürfnisse entwickeln (Hefferon et al. 2013; Lyon et al. 2020). Besonders in der Arbeit mit traumatisierten Menschen wird beschrieben, dass Boxen hilft, den eigenen Körper nicht länger ausschließlich als Ort von Bedrohung oder Kontrollverlust zu erleben, sondern von Stabilität und Schutz (van Ingen 2011).

In neurologischen und rehabilitativen Kontexten – insbesondere bei Parkinson und nach Schlaganfällen – berichten Fallserien und Kongressbeiträge über Verbesserungen von Balance, Koordination, Mobilität und teilweise auch Lebensqualitätsmaßen im Anschluss an Boxprogramme (Afzal et al. 2025; Combs et al. 2011; Combs et al. 2013; Ghaffar et al. 2019). Auch wenn diese Studien nicht primär psychotherapeutisch ausgerichtet sind, unterstreichen sie die Bedeutung körperlicher Präsenz als Grundlage psychischer Stabilisierung.

Für die therapeutische Arbeit bedeutet dies, dass Boxen nicht als reine Aktivierung verstanden werden sollte, sondern als gezielte Schulung von Selbstwahrnehmung, eigenen Grenzen und innerer wie äußerer Präsenz. Entscheidend ist dabei die Dosierung: Kurze Sequenzen, Pausen und Reflexion helfen, dass Körperwahrnehmung und Präsenz aufgebaut werden, ohne das Stresssystem zu überfordern.

1.3.3 Emotionsregulation

Ein weiterer zentraler Wirkfaktor therapeutischen Boxens liegt in der Regulation starker Emotionen. Viele Klient:innen kommen mit innerer Übererregung, angestauter Wut oder diffuser Anspannung in unsere Therapie- und Coachingräume. Boxen bietet hier einen strukturierten Rahmen, in dem Anspannung nicht vermieden, sondern dosiert aufgebaut und auch wieder abgebaut wird.

In nicht körperkontaktorientierten, therapeutisch gerahmten Boxgruppen berichten Jugendliche, dass sie Ärger kontrollierter ausdrücken, weniger zu spontanen Ausbrüchen neigen und insgesamt mehr Selbstkontrolle erleben (Woodhead et al. 2019). Diese Veränderungen lassen sich als Reduktion impulsiven Verhaltens im Alltag interpretieren, sind bislang jedoch überwiegend qualitativ beschrieben.

Auch in suchttherapeutischen Kontexten wurde Boxen eingesetzt, um emotionale Spannungszustände zu regulieren und Rückfallrisiken zu reduzieren (Morton et al. 2019). Erwachsene Teilnehmende beschreiben, dass sie über das Boxen einen Zugang zu Emotionen fanden, die zuvor als überwältigend empfunden wurden oder abgespalten waren. Eine systematische Übersichtsarbeit von Piché et al. (2023) zeigt, dass körperliche Aktivität, einschließlich Boxen, positive Effekte auf die Behandlung von Substanzabhängigkeiten hat. Die Studie hebt hervor, dass regelmäßige sportliche Betätigung die Therapieergebnisse verbessern kann.

Bozdarov et al. (2025) berichten von einer signifikanten Reduktion der Depressions- und Angstsymptome bei erwachsenen Patient:innen mit depressiver Episode bzw. generalisierter Angststörung nach 10 Wochen Boxintervention. Therapeutisches Boxen kann folglich ein Erfahrungsfeld schaffen, in dem Emotionen sicher aktiviert und reguliert werden können.

1.3.4 Selbstwirksamkeit

Selbstwirksamkeit beschreibt die Überzeugung, eigene Handlungen wirksam einsetzen zu können, um gewünschte Effekte zu erzielen. In der Traumatherapie wird häufig auch von Agency gesprochen, d. h. dem Erleben von Handlungsmacht und Selbstbestimmung. In der sozial-kognitiven Theorie beschreibt Selbstwirksamkeit die Überzeugung, durch eigenes Handeln wirksam Einfluss auf Situationen und innere Zustände nehmen zu können. Diese Überzeugung gilt als bedeutsam für Motivation, Ausdauer und den Umgang mit Belastungen (Bandura 1977; 1997).

Therapeutisches Boxen bietet hierfür einen unmittelbaren Erfahrungsraum. Der eigene Körper wird nicht passiv therapiert, sondern aktiv eingesetzt. Auch die Wirkung zeigt sich größtenteils sofort: Ein Schlag verändert das eigene Erleben, erzeugt Resonanz und macht spürbar, wie viel Kraft in einer Person steckt. Gerade diese unmittelbare Kopplung von Handlung und Wirkung gilt als zentraler Erfahrungsweg zur Entwicklung von Selbstwirksamkeit, da Erfolg nicht abstrakt erklärt, sondern körperlich erlebt wird. Diese direkte Rückmeldung unterscheidet boxbasierte Interventionen von primär sprach- und kognitionsbasierten Vorgehensweisen – insbesondere, wenn Erleben und Körperwahrnehmung über die Sprache zunächst schwer zugänglich sind.

Qualitative Untersuchungen berichten übereinstimmend, dass boxbasierte Interventionen mit einem gesteigerten Erleben von Selbstwirksamkeit und Selbstvertrauen einhergehen (z.B. Hefferon et al. 2013; van Ingen 2011). Ergänzend deuten einzelne Prä-Post-Untersuchungen auf entsprechende Veränderungen während strukturierter Boxprogramme hin (Gallenberg 2019). In qualitativen Untersuchungen mit Gewaltüberlebenden beschrieben die Teilnehmerinnen, dass sie ihren Körper wieder als kraftvoll und verlässlich erlebten (van Ingen 2011; Gammage et al. 2022). Ähnliche Befunde zeigen sich bei Menschen mit Depression oder Angst, die Boxen als Möglichkeit erlebten, aus Passivität und Grübelschleifen herauszufinden (Hefferon et al. 2013).

Aufgrund der geringen spezifischen Datenlage zu einzelnen Störungsbildern – etwa Borderline-Störungen, onkologischen und anderen lebensbedrohlichen Erkrankungen oder einer Wutproblematik als Einzelsymptom – werden wir in den späteren Indikationskapiteln ergänzend auf eigene klinische Erfahrungen mit therapeutischem Boxen zurückgreifen.

Für die therapeutische Praxis ist Selbstwirksamkeit zentral und gilt als transdiagnostischer Wirkmechanismus, der bei sehr unterschiedlichen Störungsbildern relevant ist. Die Effekte lassen sich prinzipiell sowohl im Einzel- als auch im Gruppensetting erreichen. Im Gruppensetting ist das soziale Selbstkonzept besonders wirksam, da hier Respekt und Kommunikation im Vordergrund stehen.

ZUSAMMENFASSUNG

Forschungsgruppen berichten, dass therapeutisches Boxen mit positiven Effekten auf psychische Gesundheit, Emotionsregulation und Selbstwirksamkeit verbunden sein kann. Trotz methodischer Begrenzungen liefert die Studienlage ausreichend Hinweise, um diesen Ansatz als ernst zu nehmende körperorientierte Intervention im psychotherapeutischen Kontext zu betrachten.

Die dargestellten Wirkfaktoren lassen sich nicht nur psychologisch, sondern auch neurobiologisch betrachten. Um zu verstehen, weshalb Bewegung, Rhythmus und Beziehung sowohl die psychische Regulation als auch das Lernen fördern können, lohnt ein Blick auf die zugrundeliegenden Prozesse im Nervensystem. Das folgende Kapitel beleuchtet diese Zusammenhänge.

2 Was im Körper passiert: Neurobiologisches Hintergrundwissen

Therapeutisches Boxen wird von vielen Klient:innen als zugleich körperlich aktivierend und innerlich regulierend erlebt. Diese Wirkung lässt sich neurobiologisch gut nachvollziehen. Bewegung, Rhythmus, Aufmerksamkeit und Beziehungsarbeit greifen dabei ineinander und beeinflussen Prozesse der Stressregulation, der Emotionsverarbeitung und des Lernens.

Neurobiologische Modelle helfen zu verstehen, unter welchen Bedingungen körperorientierte Interventionen hilfreich oder überfordernd wirken können. Ziel dieses Kapitels ist es, verständliches neurobiologisches Grundlagenwissen zu vermitteln, das angehende Boxtherapeut:innen dabei unterstützt, Intensität, Tempo und Pausen im therapeutischen Boxen bewusster zu gestalten.

2.1 Nervensystem und vegetative Regulation

Das menschliche Nervensystem besteht aus Milliarden von Nervenzellen – auch Neuronen genannt –, die über elektrische und chemische Signale miteinander kommunizieren. Diese Nervenzellen bilden komplexe Netzwerke aus Nervenfasern, die menschliche Wahrnehmung, Bewegung, Emotion und Regulation ermöglichen (Manzenreiter 2017).

In der Literatur werden zwei Bereiche des Nervensystems beschrieben: das zentrale Nervensystem (ZNS) und das periphere Nervensystem (PNS). Zum ZNS gehören das Gehirn und das Rückenmark, zum PNS alle Nervenbahnen, die das ZNS mit dem restlichen Körper verbinden. Über diese Bahnen werden sowohl sensorische Informationen aus dem Körper aufgenommen als auch motorische und vegetative Signale an Muskeln und Organe weitergeleitet (Bear et al. 2020).

Das Rückenmark übernimmt dabei nicht nur eine Weiterleitungsfunktion zwischen Gehirn und Körper, sondern steuert auch einfache, schnelle und reflexhafte Reaktionen sowie sensorische Rückmeldeschleifen, die ohne bewusste Beteiligung des Gehirns ablaufen. Zudem trägt es zur Koordination der linken und rechten Körperseite bei. Komplexe bilaterale Armbewegungen wie beim Boxen werden vor allem durch das Zusammenspiel von Großhirn, Kleinhirn und interhemisphärischer Kommunikation über den Balken (Corpus callosum) koordiniert, wobei die Bewegungen durch Feedback aus dem Rückenmark feinjustiert werden. Diese Prozesse sind insbesondere für rhythmische, bilaterale Bewegungen von Bedeutung, wie sie auch im therapeutischen Boxen genutzt werden (Manzenreiter 2017).

Das periphere Nervensystem lässt sich funktional weiter untergliedern in das somatische Nervensystem (das willkürliche Bewegungen und bewusste Wahrnehmung steuert) und das vegetative Nervensystem (das innere Körperfunktionen weitgehend unbewusst reguliert). Diese Unterscheidung ist bedeutsam, da körperorientierte Interventionen stets beide Ebenen gleichzeitig ansprechen (Manzenreiter 2017).

Für therapeutische Prozesse besonders relevant ist das vegetative Nervensystem. Es steuert – weitgehend unbewusst – lebenswichtige Funktionen wie Atmung, Herzschlag, Verdauung und das allgemeine Erregungsniveau. Traditionell wird es in Sympathikus und Parasympathikus gegliedert. Ergänzend wird seit einiger Zeit auch das enterische Nervensystem im Darm als weiterer Anteil genannt.

Der Sympathikus ist vor allem an der Aktivierung eines Organismus beteiligt. Er bereitet den Körper auf Handlungen vor, erhöht die Herzfrequenz sowie den Muskeltonus und stellt Energie bereit. Der Parasympathikus wirkt überwiegend regulierend und regenerierend, senkt das Aktivierungsniveau und unterstützt Erholung und Verdauung. Beide Systeme arbeiten nicht gegeneinander, sondern in einem dynamischen Zusammenspiel zwischen peripheren Leitungsbahnen und zentralen Steuerzentren (u. a. Hirnstamm bzw. Hypothalamus) (McEwen 2017).

Jüngere neurobiologische Ansätze versuchen, das klassische Verständnis des vegetativen Nervensystems zu ergänzen, indem sie die parasympathische Regulation differenzieren und den Aspekt der sozialen Sicherheit stärker berücksichtigen. Die Polyvagal-Theorie von Stephen Porges (2011) hebt die Rolle von Beziehung und Sicherheit für Regulationsprozesse hervor. Diese Theorie dient als heuristischer Rahmen, wird jedoch in der Fachwelt kontrovers diskutiert und ersetzt keine etablierten stressphysiologischen Modelle.

Entscheidend für emotionale Stabilität ist nicht das Vermeiden von Erregung, sondern die Fähigkeit des Nervensystems, flexibel zwischen unterschiedlichen Aktivierungszuständen zu pendeln und dabei ein Gefühl von Sicherheit aufrechtzuerhalten. Für die therapeutische Praxis bedeutet dies: Stabilisierung entsteht nicht, wenn emotionale und körperliche Aktivierung grundsätzlich unterdrückt wird, sondern wenn Aktivierung dosiert zugelassen, begleitet und wieder in einen regulierten Zustand zurückgeführt werden kann.

2.2 Aktivierung und Sicherheit: Das Toleranzfenster

Ein zentraler Begriff zum Verständnis von Stress- und Emotionsregulation ist das sogenannte Toleranzfenster. Es wurde vor allem im traumatherapeutischen Kontext beschrieben und weiterentwickelt, lässt sich jedoch auch störungsübergreifend als zentrales Bild für die Regulation des Nervensystems verstehen. Es beschreibt den Bereich innerer Aktivierung, in dem ein Mensch emotional ansprechbar, handlungsfähig und lernfähig bleibt (Siegel 2020). Innerhalb dieses Fensters können Reize verarbeitet, Gefühle wahrgenommen und reguliert sowie neue Erfahrungen integriert werden.

Das Toleranzfenster ist individuell unterschiedlich ausgeprägt und wird durch Faktoren wie frühere Belastungserfahrungen, aktuelle Stressoren und das subjektive Sicherheitserleben beeinflusst. Innerhalb dieses Bereichs kann das Nervensystem flexibel zwischen Aktivierung und Beruhigung wechseln. Wird diese Bandbreite überschritten, kommt es zu dysregulierten Zuständen: Oberhalb des Toleranzfensters zeigen sich Formen von Übererregung, etwa starke innere Unruhe, Angst, Panik, impulsives Verhalten oder Kontrollverlust. Unterhalb des Toleranzfensters dominieren Zustände funktioneller Untererregung wie Rückzug, emotionale Taubheit oder Erstarrung. Diese können als Schutzreaktionen auf zuvor erlebte Überforderung verstanden werden und gehen häufig mit dissoziativen Phänomenen einher (van der Kolk 2014; Lanius et al. 2010).

Für die therapeutische Arbeit ist dieses Modell besonders hilfreich, weil es einen differenzierten Blick auf Aktivierung ermöglicht. Aktivierung ist demnach nicht per se hilfreich oder problematisch, sondern abhängig davon, ob sie innerhalb des individuellen Toleranzfensters stattfindet.

Therapeutisches Boxen ist grundsätzlich eine körperlich aktivierende Intervention. Gerade deshalb ist es wichtig, Aktivierung nicht automatisch mit therapeutischem Fortschritt gleichzusetzen. Wirksam wird Boxen, wenn die Aktivierung so dosiert ist, dass sie regulierbar bleibt und von den Klient:innen als handhabbar erlebt wird – auch ohne traumatische Vorerfahrungen.

Dosierung, Pausen, Rhythmus, Atemführung sowie die Möglichkeit zur bewussten Unterbrechung sind vor diesem Hintergrund keine Nebenaspekte, sondern zentrale Sicherheitsfaktoren. Sie unterstützen das Erleben der Klient:innen, dass Aktivierung gesteuert und wieder heruntergefahren werden kann und nicht zwangsläufig in Überforderung mündet. Auf diese Weise kann therapeutisches Boxen dazu beitragen, die Fähigkeit zur Selbstregulation zu stärken und mehr Spielraum im Umgang mit emotionaler Aktivierung zu ermöglichen.

2.3 Zentrale Hirnstrukturen für Emotion und Stress

Die bisher dargestellten Grundlagen zur Organisation des Nervensystems und zur vegetativen Regulation verdeutlichen, wie eng körperliche Aktivierung, Erregungszustände und physiologische Anpassungsprozesse miteinander verknüpft sind. Regulation entsteht dabei nicht allein auf der Ebene peripherer Leitungsbahnen oder vegetativer Verschaltungen, sondern wird maßgeblich durch zentrale Hirnstrukturen beeinflusst, in denen sich Wahrnehmung, emotionale Bewertung und Handlungsplanung verbinden.

Um zu verstehen, wie Stressreaktionen entstehen, warum sie sich unter Belastung verselbstständigen können und an welcher Stelle therapeutische Interventionen regulierend ansetzen, ist daher ein Blick auf die zentralen neuronalen Netzwerke notwendig, die an Emotionsverarbeitung und Stressmodulation beteiligt sind.

Emotionale Verarbeitung ist kein isolierter Vorgang einzelner Hirnareale, sondern das Ergebnis komplexer, vernetzter Prozesse. Diese Vernetzung schließt auch die Zusammenarbeit beider Gehirnhälften ein, die über den sogenannten Balken (Corpus callosum) kontinuierlich Informationen austauschen (Manzenreiter 2017). Bedeutsam sind unter anderem Hirnstrukturen, die häufig unter dem Begriff limbisches System zusammengefasst werden. Dabei handelt es sich nicht um ein klar abgegrenztes anatomisches System, sondern um eine funktionale Beschreibung von Hirnarealen, die an Emotionsverarbeitung, Gedächtnis und Stressregulation beteiligt sind.

Eine zentrale Rolle spielt die Amygdala. Sie ist maßgeblich an der schnellen Bewertung emotional bedeutsamer Reize beteiligt, insbesondere im Hinblick auf potenzielle Gefahr oder Bedrohung. Diese Bewertung erfolgt größtenteils automatisch und unbewusst und kann sehr rasch körperliche Stressreaktionen auslösen: etwa eine gesteigerte Herzfrequenz, Muskelanspannung oder erhöhte Wachsamkeit (LeDoux 2015). Die Amygdala übernimmt damit eine wichtige Frühwarnfunktion, die unserem Schutz und Überleben dient.

Der Hippocampus übernimmt demgegenüber eine stärker ordnende Funktion. Er ist wesentlich an der Einbettung von Erfahrungen in Zeit, Kontext und Bedeutung beteiligt. Dadurch unterstützt er die Unterscheidung zwischen gegenwärtigen Situationen und vergangenen Erlebnissen. Diese Kontextualisierung ist besonders wichtig für die Verarbeitung belastender oder überwältigender Erfahrungen, da sie hilft, Erinnerungen als vergangen einzuordnen und nicht als aktuell bedrohlich zu erleben (van der Kolk 2014).

Eine weitere für Emotions- und Stressregulation zentrale Struktur ist der präfrontale Kortex, der zum Frontallappen des Großhirns gehört. Er ist an Planung, Entscheidungsfindung, Impulskontrolle und bewusster Regulation beteiligt. Unter günstigen Bedingungen unterstützt er die Einordnung emotionaler Reize und ermöglicht es, vor impulsivem Handeln innezuhalten. Bei anhaltendem Disstress, hoher Aktivierung oder nach traumatischen Erfahrungen kann das Zusammenspiel mit anderen Hirnstrukturen, die ebenfalls an der Emotions- und Stressverarbeitung beteiligt sind, eingeschränkt sein (Manzenreiter 2017). Die Amygdala kann in diesen Fällen besonders schnell und intensiv reagieren, während regulierende Funktionen des präfrontalen Kortex sowie hippocampale Einordnungs- und Kontextualisierungsprozesse häufig beeinträchtigt sind. Dies kann es erschweren, aktuelle Situationen zuverlässig von vergangenen belastenden Erfahrungen zu unterscheiden. In solchen Zuständen werden Reize eher als bedrohlich interpretiert, selbst wenn objektiv keine Gefahr besteht (Manzenreiter 2017).

Vor diesem Hintergrund wird deutlich, weshalb rein kognitive Appelle zur Beruhigung häufig nicht ausreichen. Therapeutische Interventionen zielen nicht darauf ab, emotionale Aktivierung grundsätzlich zu unterdrücken, sondern es geht darum, Regulation und Einordnung wieder zu ermöglichen. Ziel ist es, emotionale Reaktionen in einen verarbeitbaren Zusammenhang zu bringen und das Nervensystem dabei zu unterstützen, zwischen Vergangenheit und Gegenwart besser zu unterscheiden. Dabei finden nicht ausschließlich neuronale Prozesse statt, sondern es bestehen auch Wechselwirkungen mit neuroendokrinen Systemen, unter anderem mit der Bildung von Oxytocin. Dies spielt auch beim therapeutischen Boxen eine Rolle, gerade wenn es um gegenseitige Abstimmung und Containing von Emotionen geht.

Für körperorientierte Interventionen ist zudem das Kleinhirn relevant, das eine zentrale Rolle für Gleichgewicht, Bewegungskoordination und rhythmische Abläufe spielt. Diese Funktionen bilden eine wichtige Grundlage für das Zusammenspiel von Bewegung, Wahrnehmung und Regulation (Manzenreiter 2017).

2.4 Neuroplastizität: Lernen durch Erfahrung

Das menschliche Gehirn ist zeitlebens veränderungsfähig. Diese Eigenschaft wird als Neuroplastizität bezeichnet und beschreibt die Fähigkeit des Nervensystems, sich in Abhängigkeit von Erfahrung funktionell und strukturell anzupassen. Nervenzellen stehen über synaptische Verbindungen miteinander in Kontakt und bilden funktionelle Verschaltungen, die durch Erfahrung beeinflusst werden können (Manzenreiter 2017). Dabei können neuronale Verknüpfungen entstehen, aber auch vorhandene verstärkt, abgeschwächt oder neu organisiert werden (Kolb/Whishaw 2015). Neuroplastizität ist kein Ausnahmeprozess, sondern eine grundlegende Voraussetzung für Lernen, Anpassung und Entwicklung über die gesamte Lebensspanne hinweg (Kolb/Whishaw 2015; Manzenreiter 2017).

Neuroplastische Prozesse werden nicht nur durch gezielte Lernerfahrungen beeinflusst, sondern auch durch allgemeine Rahmenbedingungen wie Schlaf, Ernährung, genetische Voraussetzungen und alltägliche Umweltreize (Manzenreiter 2017). Entscheidend ist jedoch, dass neuroplastische Veränderungen nicht allein durch Information oder Einsicht entstehen, sondern vor allem durch wiederholte Erfahrungen, die emotional bedeutsam sind sowie mit körperlicher Beteiligung und sozialer Resonanz einhergehen (Cozolino 2017).

Die Ausprägung neuroplastischer Prozesse verändert sich über die Lebensspanne hinweg: In frühen Entwicklungsphasen ist das Gehirn besonders formbar, im Erwachsenenalter bleibt Lernen weiterhin möglich, erfolgt jedoch meist langsamer und stärker erfahrungs- bzw. kontextabhängig (Manzenreiter 2017).

Körperorientierte therapeutische Ansätze knüpfen an diese Zusammenhänge an, indem sie Lernen nicht ausschließlich kognitiv, sondern als erfahrungsbasierten Prozess gestalten. Denn durch wiederholte Erfahrungen können sich neue, regulierende Reaktionsmuster herausbilden. Hierbei geht es weniger darum, frühere Erlebnisse oder Reaktionsweisen zu löschen. Vielmehr werden zusätzliche Handlungsspielräume eröffnet und alternative Reaktionen verfügbar gemacht (Siegel 2020). Erfahrungen von Kontrolle, Kompetenz und Bewältigung können hierbei besonders wirksam sein, da sie Lernen und Erinnerung begünstigen und eine wichtige Grundlage für Selbstvertrauen und weitere Entwicklungsprozesse bilden (Joëls et al. 2006).

Auch Reaktionsmuster, die ursprünglich eine Schutzfunktion erfüllt haben, können sich im Laufe der Zeit verändern, wenn neue Erfahrungen wiederholt gemacht und als sicher erlebt werden. Neuroplastizität ermöglicht auf diese Weise eine schrittweise Reorganisation bestehender Muster, ohne frühere Erfahrungen ungeschehen zu machen (Manzenreiter 2017).

Bewegung wirkt in diesem Zusammenhang nicht isoliert, sondern immer im Zusammenspiel mit Beziehung und der subjektiven Bedeutung von Übungen. Eine wertschätzende therapeutische Haltung, emotionale Sicherheit und ein transparenter Rahmen – etwa durch klare Absprachen, nachvollziehbare Strukturen und eine kontinuierliche Orientierung im therapeutischen Prozess – unterstützen Lern- und Veränderungsprozesse. Auch die Haltung der therapeutischen Fachkraft ist hierbei bedeutsam. Authentizität, Akzeptanz der aktuellen Lebenslage der Klient:innen und empathisches Verhalten tragen dazu bei, dass neue Erfahrungen als sicher und bedeutsam erlebt werden können (Manzenreiter 2017).

Wesentlich ist die Dosierung der Reize: Übermäßige oder unstrukturierte Reizangebote können Lernprozesse ebenso hemmen wie Unterforderung. Neuroplastische Veränderungen werden besonders dann begünstigt, wenn neue Erfahrungen in einem für die jeweilige Person handhabbaren Rahmen stattfinden (Manzenreiter 2017). Unter solchen Bedingungen können anhaltende Stressreaktionen reduziert und Phasen innerer Beruhigung ermöglicht werden, in denen Lernen und Integration leichter sind (McEwen 2017; Schore 2012).

Neuroplastizität ist damit kein kurzfristiger Effekt einzelner Übungen, sondern ein längerfristiger Prozess, der Zeit, Wiederholung und einen sicheren therapeutischen Rahmen erfordert. Diese Veränderungen vollziehen sich nicht isoliert im Gehirn, sondern im Zusammenspiel von Erfahrung, Beziehung und Bedeutungszuschreibung. Im therapeutischen Boxen entstehen solche Erfahrungen vor allem durch strukturierte, wiederholbare Bewegungssequenzen, die körperliche Aktivierung mit Aufmerksamkeit und therapeutischer Begleitung verbinden. Eine besondere Rolle spielen dabei rhythmische, alternierende Bewegungen, die beide Körperseiten einbeziehen und so integrative Prozesse unterstützen können.

2.5 Bilaterale Hemisphärenstimulation

2.5.1 Integrative neurobiologische Wirkmechanismen

Eine bilaterale Stimulation der Gehirnhälften (Hemisphären) wird in verschiedenen therapeutischen und bewegungsorientierten Verfahren genutzt, um motorische, kognitive und emotionale Prozesse konstruktiv zu beeinflussen. Gemeint ist damit die abwechselnde Aktivierung der rechten und linken Körperseite, etwa durch Augenbewegungen, taktile Reize oder rhythmische Bewegungen.

Mit dem Begriff der Synchronisation ist in diesem Zusammenhang keine Angleichung der beiden Gehirnhälften in Bezug auf Struktur oder Funktion gemeint. Vielmehr bezeichnet Synchronisation eine verbesserte Zusammenarbeit und Integrationsfähigkeit der beiden Hemisphären, also die Fähigkeit, Informationen zwischen rechter und linker Gehirnhälfte koordinierter zu verarbeiten. Diese Form der funktionellen Abstimmung betrifft insbesondere zeitliche Abläufe, Aufmerksamkeitsprozesse und die Integration von Wahrnehmung, Bewegung und Emotionserleben.

Traumatherapeutische und neurobiologische Modelle gehen davon aus, dass belastende Erfahrungen vor allem dann schwer integrierbar bleiben, wenn sie unter Bedingungen von Überforderung oder Kontrollverlust gespeichert wurden. In solchen Fällen zeigen sich häufig fragmentierte Erinnerungen, widersprüchliche Körperreaktionen oder das Gefühl, mental „nicht ganz da" zu sein (van der Kolk 2014). Integration bedeutet in diesem Sinne nicht das Verschwinden belastender Erfahrungen, sondern, dass Erlebtes zeitlich, emotional und körperlich besser eingeordnet werden kann und sich weniger isoliert bzw. weniger überwältigend anfühlt.

Rhythmische, alternierende Bewegungen können hierfür günstige Bedingungen schaffen. Durch den gleichmäßigen Wechsel zwischen rechter und linker Körperseite wird das Nervensystem in eine strukturierte Abfolge von Aktivierung und Orientierung eingebunden. Die Aufmerksamkeit bleibt im Körper verankert, während gleichzeitig Bewegung und Wahrnehmung koordiniert werden. Es wird angenommen, dass solche rhythmischen Muster die Zusammenarbeit verteilter neuronaler Netzwerke unterstützen und Prozesse der Integration begünstigen, insbesondere wenn sie in einem sicheren, beziehungsgetragenen Rahmen stattfinden (Siegel 2020).

Insbesondere regelmäßige, rhythmische Bewegungen mit Überkreuzanteilen werden mit neuroplastischen Anpassungsprozessen in Verbindung gebracht. Wiederholte bilaterale Bewegungsabläufe können die funktionelle Vernetzung beteiligter Hirnareale unterstützen, insbesondere dort, wo Bewegung, Wahrnehmung und emotionale Regulation zusammenwirken. Neuroplastizität zeigt sich dabei nicht als isolierter Effekt einzelner Übungen, sondern als Ergebnis wiederholter, bedeutungsvoller Erfahrung im zeitlichen Verlauf (Kolb/Whishaw 2015; Siegel 2020).

Für das therapeutische Boxen bedeutet dies: Bilaterale, rhythmische Bewegungen können einen Erfahrungsraum eröffnen, in dem sich innere Zustände als zusammenhängender und stimmiger erleben lassen. Viele Klient:innen beschreiben dies alltagsnah mit Worten wie „Meine Vergangenheit fühlt sich runder und abgeschlossener an" oder „Ich bin wieder mehr bei mir". Solche Beschreibungen lassen sich als Ausdruck eines integrativeren inneren Erlebens verstehen, bei dem Körper, Gefühl und Aufmerksamkeit wieder stärker miteinander verbunden sind.

2.5.2 Bilaterale Bewegungsorganisation im therapeutischen Boxen

Im therapeutischen Boxen bezieht sich bilaterale Stimulation konkret auf das abwechselnde, überkreuzte Arbeiten der rechten und linken Körperseite, bei dem beide Körperhälften aktiv beteiligt sind. Beim abwechselnden Boxen mit rechter und linker Hand muss der Körper ständig umstellen, nachführen und koordinieren. Solche Bewegungsabläufe erfordern Konzentration und kontinuierliche Aufmerksamkeitssteuerung. Dies kann dazu beitragen, motorische, kognitive und emotionale Prozesse miteinander zu verbinden und in eine geordnete, rhythmische Abfolge zu bringen. Die Wirkung entsteht dabei nicht durch das isolierte „Training" einer Gehirnhälfte, sondern durch die rhythmische Organisation von Bewegung, Wahrnehmung und Aufmerksamkeit, die im funktionellen Sinn als synchronisierend verstanden werden kann (Siegel 2020). In der Praxis zeigt sich, dass diese Form der Bewegung Aufmerksamkeit fokussieren, gedankliche Grübelprozesse unterbrechen und das Erleben von Handlung und Kontrolle unterstützen kann.

Bilaterale Hemisphärenstimulation kann im therapeutischen Boxen sowohl aktivierend als auch ermüdend wirken. Diese beiden Effekte sind keine Gegensätze, sondern beschreiben unterschiedliche Regulationsverläufe, die je nach Intensität, Dauer und individueller Ausgangslage unterschiedlich erlebt werden.

Aktivierend wirkt das therapeutische Boxen insbesondere durch das überkreuzte Arbeiten der rechten und linken Körperseite. Beim abwechselnden Schlagen steuert die linke Gehirnhälfte überwiegend die rechte Körperseite, die rechte Gehirnhälfte die linke. Gleichzeitig erfordern Rhythmus, Timing und Zielkorrekturen eine enge Zusammenarbeit und Abstimmung beider Hemisphären. Das wiederum braucht kontinuierliche Koordination, Aufmerksamkeit und Präsenz. Hierdurch wird das Nervensystem gefordert und aktiviert. In der Praxis wird dies häufig durch die Arbeit mit Doppelendbällen, Wandschlagkissen oder Pratzen unterstützt, teils auch in Kombination mit einfachen Bewegungsabläufen, die das überkreuzte Arbeiten zusätzlich strukturieren. Ähnlich wie bei anderen körper- und bewegungsorientierten Verfahren kann Erlebtes dabei durch die Verbindung von Bewegung und Sprache besser eingeordnet und verarbeitet werden.

Aus der allgemeinen Bewegungs- und Stressforschung gibt es Hinweise darauf, dass körperlich aktivierende, rhythmische Bewegung auch mit Veränderungen in neurochemischen Systemen einhergehen kann, die an Stimmung, Motivation und Stressverarbeitung beteiligt sind. Insbesondere endogene Opioide und dopaminerge Prozesse werden im Zusammenhang mit körperlicher Aktivität diskutiert, unter anderem bei depressiven Verstimmungen und Angstsymptomatik (Dishman/O'Connor 2009). Aktivierende Bewegung kann kurzfristig zur Stimmungsaufhellung beitragen und dadurch den Zugang zu einer weiteren therapeutischen Arbeit erleichtern.

Unter bestimmten Bedingungen kann dieselbe Form der bilateralen Bewegung jedoch auch entlastend oder sogar ermüdend wirken. Durch das aktive, überkreuzte Arbeiten wird das Nervensystem intensiv beansprucht. In der Folge berichten viele Klient:innen von einem Nachlassen innerer Anspannung und einem Gefühl der Ruhe, vergleichbar mit dem Erleben nach einer anstrengenden, aber als sinnvoll empfundenen körperlichen Aktivität. Häufig zeigt sich, dass gedankliches Kreisen abnimmt und es leichter fällt, im gegenwärtigen Moment zu bleiben. Diese ermüdende Wirkung ist nicht als Überforderung zu verstehen, sondern als Ausdruck eines Regulationsprozesses, bei dem Aktivierung wieder in einen ruhigeren Zustand überführt wird.

Bilaterale Stimulation ist auch aus anderen therapeutischen Verfahren bekannt, etwa aus der EMDR-Therapie. Dort werden bilaterale Reize genutzt, um belastende Erinnerungen unter therapeutischer Begleitung zu bearbeiten. Die Klient:innen sprechen über eine traumatische Erfahrung und folgen währenddessen mit den Augen einem Gegenstand oder dem Finger des Therapeuten bzw. der Therapeutin. Dadurch werden beide Gehirnhälften angesprochen und das traumatische Erlebnis kann leichter integriert werden (Shapiro 2018).

Im Kontext von Aufmerksamkeitsdefizit- bzw. Hyperaktivitätsstörungen (ADHS) weisen systematische Übersichtsarbeiten darauf hin, dass strukturierte, rhythmische und koordinativ anspruchsvolle körperliche Aktivität mit Verbesserungen der Aufmerksamkeitssteuerung, der Impulskontrolle und der exekutiven Funktionen einhergehen kann (Cerrillo-Urbina et al. 2015). Die Wirkung wird dabei nicht einzelnen Bewegungselementen zugeschrieben, sondern dem Zusammenspiel von körperlicher Aktivierung, rhythmischer Struktur und Aufmerksamkeitsfokussierung.

Zusätzlich zeigen systematische Übersichtsarbeiten und kontrollierte Studien, dass strukturierte körperliche Aktivitäten und Bewegungsprogramme bei Kindern und Jugendlichen im Autismus-Spektrum mit Verbesserungen der motorischen Koordination, der Körperwahrnehmung und einzelner sozial-kommunikativer Funktionen einhergehen können. Vor allem bewegungsbasierte Interventionen, die klare Strukturen, Wiederholung und sensorische Integration verbinden, wurden unter anderem Verbesserungen in Grobmotorik, Koordination und sozialer Responsivität beschrieben (Bremer et al. 2016; Fournier et al. 2010; Lang et al. 2010; Schaaf et al. 2014). Diese Befunde erlauben keine wissenschaftlich gesicherten Aussagen zur Wirksamkeit des therapeutischen Boxens bei Autismus. Sie deuten jedoch darauf hin, dass körperorientierte, strukturierte und erfahrungsbasierte Bewegungsangebote hilfreiche Rahmenbedingungen schaffen können, um Körperkoordination, Selbstregulation und Interaktion zu unterstützen.

Die bilaterale Hemisphärenstimulation beim therapeutischen Boxen kann unter günstigen Bedingungen dazu beitragen, festgefahrene emotionale Reaktionsmuster zu lockern, auch in der Traumaarbeit mit professioneller Begleitung (u. a. Psycholog:innen, Psychotherapeut:innen, Traumapädagog:innen).

Diese Wirkweise ist kein isolierter neurobiologischer Effekt, sondern entsteht im Zusammenspiel von Bewegung, Rhythmus, Beziehung und bewusster Dosierung. Bilaterale Stimulation ist daher nicht als isolierte Technik zu verstehen, sondern als unterstützendes Gestaltungselement, das unter transparenter Anleitung integrative Prozesse auf körperlicher, emotionaler und neurobiologischer Ebene fördern kann. Wesentlich ist die kontinuierliche Orientierung am individuellen Erleben der Klient:innen.

ZUSAMMENFASSUNG

Therapeutisches Boxen lässt sich neurobiologisch als eine Intervention verstehen, die körperliche Aktivierung, emotionale Verarbeitung und therapeutische Arbeitsbeziehung verbindet. Grundlagen sind das Zusammenspiel von sympathischer und parasympathischer Regulation, die individuelle Bandbreite des Toleranzfensters von Klient:innen sowie die Beteiligung zentraler Hirnstrukturen an Stress- und Emotionsverarbeitung.

Entscheidend ist, dass körperliche Aktivierung regulierbar bleibt und in eine therapeutische Beziehung und Reflexion eingebettet wird. Unter diesen Bedingungen können Selbstregulation, die Kontextualisierung emotionaler Erfahrungen und neuroplastische Lernprozesse unterstützt werden. Therapeutisches Boxen schafft so einen Erfahrungsraum, in dem neue, regulierende Muster aufgebaut und Handlungsspielräume erweitert werden können.

Neurobiologische Zusammenhänge erklären, weshalb therapeutisches Boxen regulierend und lernfördernd wirken kann. Entscheidend ist jedoch, wie diese Prozesse im therapeutischen Setting aufgegriffen und gestaltet werden. Eine optimale Wirkung entsteht nicht allein durch angeleitete Bewegungen, sondern durch die dahinterstehende therapeutische Haltung, die sich daraus ergebende Arbeitsbeziehung und eine bewusste Rahmung der angebotenen Übungen. Welche Grundprinzipien hierfür maßgeblich sind, wird im folgenden Kapitel dargestellt.

3 Warum es mehr als Box-Technik braucht: Therapeutische Grundprinzipien und Gestaltungselemente

3.1 Therapeutische Haltung und Beziehung

Therapeutisches Boxen wirkt nicht über Technik allein. Entscheidend ist, wie Bewegungen konkret angeleitet werden, in welcher Therapiebeziehung sie stattfinden und ob sich Klient:innen sicher genug fühlen, um Körperempfindungen und Emotionen überhaupt wahrnehmen und regulieren zu können. In der Psychotherapieforschung gilt die therapeutische Arbeitsbeziehung als einer der robustesten Prozessfaktoren, die mit Behandlungserfolg zusammenhängen, und zwar weitgehend unabhängig vom Verfahren (Flückiger et al. 2018).

Im therapeutischen Boxen wird diese Beziehungsebene besonders konkret: Nähe und Distanz müssen laufend abgestimmt werden, Grenzen werden körperlich erfahrbar, und Klient:innen erleben unmittelbar, ob sie das Tempo, die Intensität und Unterbrechungen selbst mitsteuern können. Eine tragfähige Beziehung zeigt sich hier nicht nur in Worten, sondern im gemeinsamen Rhythmus, in der verlässlichen Sitzungsstruktur, im respektvollen Umgang mit Stopp-Signalen und in der Bereitschaft von Therapeut:innen, jederzeit wieder auf einen Modus von Sicherheit und Handhabbarkeit der Situation zurückzuschalten.

3.1.1 Bedürfnisorientierung

In unserer therapeutischen Arbeit erleben wir immer wieder, wie wesentlich die Orientierung an grundlegenden Bedürfnissen der Klient:innen ist. Hinter jedem Erleben und Verhalten steht ein Bedürfnis – auch dann, wenn es sich in Symptomen, Überforderung oder Rückzug zeigt. Anstatt Verhalten vorschnell zu bewerten, ist es zielführender, zu fragen: „Was versucht dieser Mensch gerade zu regulieren? Was braucht er eigentlich?“

Diese Perspektive entspricht dem sogenannten **Konzept des guten Grundes**, das insbesondere in der Traumapädagogik als grundlegende Haltung beschrieben wird. Es geht davon aus, dass jedes Verhalten – auch solches, das irritierend, selbstschädigend oder grenzüberschreitend wirkt – aus der subjektiven Logik der Person heraus einen Sinn hat. Verhalten wird dann nicht vorschnell als Defekt verstanden, sondern als Versuch, ein Bedürfnis zu erfüllen oder einen inneren Zustand zu regulieren (Scherwath/Friedrich 2020).

Die leitende Frage lautet daher nicht: „Was stimmt mit diesem Verhalten nicht?", sondern: „Welche positive Absicht oder welches Bedürfnis steht dahinter?". Diese Haltung verändert den therapeutischen Blick grundlegend. Sie reduziert im Außen Beschämung von Klient:innen und eröffnet die Möglichkeit, Verhalten als Ausdruck einer Schutz- oder Bewältigungsstrategie zu verstehen – insbesondere im Kontext belastender oder traumatischer Erfahrungen.

Im therapeutischen Boxen bedeutet das: Auch Widerstand, Überaktivierung, Rückzug oder übermäßiger Ehrgeiz werden nicht vorschnell korrigiert. Stattdessen wird gemeinsam erkundet, welche Funktion dieses Verhalten erfüllt und welches Bedürfnis sich darin zeigt. Im boxtherapeutischen Prozess können die Klient:innen unterstützt werden, eigene Bedürfnisse zu erkennen, zu reflektieren und im geschützten Rahmen angemessen zu berücksichtigen. Bewegung ist dabei nicht Selbstzweck, sondern eine Form des Zugangs. Über Rhythmus und Kraft sowie Abstand und Nähe wird inneres Erleben häufig deutlicher spürbar als im Gespräch allein.

Oft arbeiten wir mit Klient:innen, deren Bedürfnisse in der Kindheit nicht ausreichend wahrgenommen oder erfüllt wurden. Im Erwachsenenalter entstehen daraus mitunter kompensatorische Strategien, die langfristig erschöpfen können. Ein Beispiel ist das Fehlen von Anerkennung, das in ein ständiges Leistungsstreben bis zur völligen Überlastung münden kann. Therapeutisches Boxen bietet hier einen Erfahrungsraum, in dem Leistung nicht beurteilt wird. Stattdessen stehen Wahrnehmung und Selbstkontakt im Vordergrund.

In der Praxis erleben wir häufig, dass Klient:innen die Boxtherapie als einen Ort beschreiben, an dem auch Gefühle nicht bewertet, sondern einfach gehalten werden und da sein dürfen. Klient:innen finden in der Boxtherapie einen sicheren Ort, um Emotionen wie Wut oder Trauer wahrzunehmen, körperlich auszudrücken und gemeinsam zu reflektieren. Leitfragen für Klient:innen können sein:

- „Welche Bedürfnisse habe ich grundsätzlich und in diesem Moment?"
- „Was fehlt mir?"

Beim Schlagen auf einen Boxsack oder ein Wandschlagkissen kann rasch eine emotionale Aktivierung entstehen. Gemeinsam mit der therapeutischen Fachkraft kann dann erkundet werden, welche Bedeutung diese Emotion hat und welches Bedürfnis sich dahinter zeigt – etwa nach Schutz, Autonomie, Anerkennung oder Zugehörigkeit. Entscheidend ist dabei nicht die Intensität der Bewegung, sondern das bewusste Wahrnehmen und Einordnen des Erlebten.

Eine theoretische Orientierung bietet das Modell der psychischen Grundbedürfnisse nach Grawe (2000). Es beschreibt vier zentrale Bedürfnisse: Bindung, Orientierung und Kontrolle, Selbstwerterhöhung bzw. Selbstwertschutz sowie Lustgewinn und Unlustvermeidung. Im therapeutischen Boxen lässt sich das konkret übersetzen, zum Beispiel:

- **Bindung:** verlässliche Beziehung, klare Absprachen, respektvolle Begleitung (nicht antreiben, nicht beschämen).
- **Orientierung und Kontrolle:** Klient:innen bestimmen Tempo, Intensität und Abstand, Stopps werden sofort akzeptiert.
- **Selbstwert:** Erfolgserlebnisse werden nicht bezogen auf die Boxtechnik, sondern auf therapeutische Ziele (z.B. „Ich konnte mich abgrenzen", „Ich habe rechtzeitig aufgehört").
- **Lustgewinn bzw. Unlustvermeidung:** Angenehme Körperzustände (aufrechter Stand, Durchwärmung, Vitalität) werden bewusst wahrgenommen, Überforderung wird vermieden.

Ein besonders grundlegendes Bedürfnis ist das Erleben von Sicherheit. Diese entsteht nicht allein durch Zuspruch, sondern durch eine klare und nachvollziehbare Rahmung. Die folgenden Aspekte bieten eine Orientierung:

- Bin ich als Boxtherapeut:in präsent, klar und in meinem Auftreten verlässlich?
- Ermöglichen die Räumlichkeiten ein Sicherheitsgefühl? Es sollte nicht nur ein Bewegungsraum angeboten werden, sondern auch Ruhezonen und ein Gesprächsraum.

Bedürfnisorientierung bedeutet im therapeutischen Boxen somit, Körperreaktionen und Emotionen ernst zu nehmen und sie in Beziehung zu grundlegenden Bedürfnissen zu setzen. Ziel ist es, den Selbstkontakt und die Handlungsspielräume der Klient:innen zu erweitern.

3.1.2 Ressourcenaktivierung

Ressourcenorientierung ist ein grundlegendes Prinzip moderner Psychotherapie und gilt in der Psychotherapieforschung als ein zentraler Wirkfaktor erfolgreicher Behandlungen (Grawe 2000). Der Fokus liegt dabei nicht in erster Linie auf Symptomen oder Defiziten, sondern auf vorhandenen Fähigkeiten, Kompetenzen und Bewältigungspotenzialen. Das erleben Klient:innen als sehr entlastend. Jeder Mensch verfügt über Fähigkeiten, Erfahrungen und innere Stärken, die im therapeutischen Prozess aktiviert werden können.

Im therapeutischen Boxen werden Ressourcen nicht nur besprochen, sondern unmittelbar erlebt. Ein stabiler Stand, eine bewusst dosierte Schlagkraft oder die Fähigkeit, eine Übung selbstständig umzusetzen, sind konkrete Ausdrucksformen von Kompetenz. Solche Erfahrungen können helfen, ein einseitig negatives Selbstbild zu korrigieren.

Viele Klient:innen kommen mit dem Gefühl, oft zu versagen oder nicht zu genügen. Wenn im Boxen spürbar wird, dass Kraft, Koordination und/oder Durchhaltevermögen vorhanden sind, kann sich das Selbstbild allmählich erweitern.

Ressourcenorientierung bedeutet dabei nicht, Belastungen zu relativieren. Vielmehr geht es darum, neben bestehenden Schwierigkeiten auch funktionale Anteile sichtbar zu machen. Das können kleine, aber bedeutsame Schritte sein: eine bewusst eingelegte Pause, eine klare Grenzsetzung oder die Entscheidung, die Intensität zu reduzieren.

Auch im Gruppensetting können Ressourcen entstehen. Verlässliche Regeln, gegenseitiger Respekt und gemeinsame Übungen fördern das Erleben von Zugehörigkeit. In qualitativen Untersuchungen berichten Jugendliche in boxbasierten Programmen, dass die Gemeinschaft und die gegenseitige Unterstützung hilfreich waren (Woodhead et al. 2019). Ressourcenorientierung im therapeutischen Boxen heißt daher, vorhandene Fähigkeiten wahrzunehmen und neue Erfahrungen von Kompetenz zu ermöglichen. Ziel ist es, das Vertrauen in die eigene Handlungsfähigkeit zu stärken – ohne Leistungsdruck und ohne Vergleich.

3.1.3 Bindungsarbeit

Auch Bindungsmuster sollten beim therapeutischen Boxen mitbeachtet werden, um Bedürfnisse und biografisch gewachsene Verhaltensmuster besser zu verstehen und einzuordnen. Die Bindungstheorie ist ein etabliertes psychologisches Modell, das erklärt, wie frühe Beziehungserfahrungen mit primären Bezugspersonen Erwartungen formen und wie sich diese später auswirken können (Bowlby 1982). Bindungsmuster beeinflussen, wie Menschen Nähe, Distanz und Autonomie erleben, wie sie in Beziehung gehen, sich regulieren und Unterstützung wahrnehmen (Simpson/Rholes 2017).

Die Bindungstheorie geht davon aus, dass jedes Kind irgendeine Form der Bindung zu seiner Bezugsperson entwickelt. Dieses Bindungssystem wird immer dann aktiviert, wenn Schutz, Unterstützung oder Orientierung benötigt werden (Härle 2018). Auf dieser Grundlage beschrieb Mary Ainsworth in den 1970er-Jahren unterschiedliche Bindungsmuster, die sich in der sogenannten Fremde-Situation beobachten ließen. Unterschieden werden heute sichere, unsicher-vermeidende, unsicher-ambivalente und desorganisierte Bindungsmuster (Härle 2018). Für die therapeutische Praxis ist weniger die exakte Kategorisierung entscheidend als das Verständnis der zugrunde liegenden Dynamik:

- **Menschen mit sicherer Bindung** können Unterstützung annehmen und nach Belastungen wieder in einen stabilen Zustand zurückfinden.
- **Unsicher-vermeidende** Muster zeigen sich häufig in Distanz, Selbstgenügsamkeit oder dem Vermeiden emotionaler Abhängigkeit.
- **Unsicher-ambivalente** Muster können mit starker Suche nach Nähe und gleichzeitiger Unsicherheit einhergehen.
- **Desorganisierte Bindungserfahrungen** sind oft von widersprüchlichen oder stark belastenden Beziehungserlebnissen geprägt, was sich etwa in ambivalentem Annäherungs und Vermeidungsverhalten, Misstrauen oder plötzlichen Kontaktabbrüchen zeigen kann.

Diese Muster verschwinden nicht automatisch im Erwachsenenalter. Eine systematische Übersichtsarbeit aus der Psychotherapieforschung von Adams et al. (2018) deutet darauf hin, dass Bindungsorientierungen mit der Nutzung und der Mitarbeit in Behandlungen zusammenhängen können – etwa damit, ob Menschen Hilfe aufsuchen und eine Behandlung beginnen (Engagement) und wie kontinuierlich sie Termine wahrnehmen.

Tendenziell geht Bindungsängstlichkeit, also ein ambivalenter Stil, eher mit höherer Behandlungsbeteiligung einher, während bindungsvermeidende Muster häufiger mit geringerer Inanspruchnahme und geringerer Teilnahme verbunden sind. Für Therapieabschluss bzw. Dropout sind die Befunde dagegen weniger eindeutig. Dennoch zeigen zahlreiche Studien, dass auch Menschen mit bindungsvermeidenden Mustern erfolgreiche Therapieverläufe haben können (z. B. Livesley 2003). Wesentlich sind Geduld beim Beziehungsaufbau, Vermeidung von Überforderung, metakommunikative Reflexion bei Vermeidung und oft eine frühzeitige Bindungsanamnese (Notsu et al. 2025).

Bindungsmuster können sich auch im therapeutischen Boxen zeigen und werden hier unmittelbar erfahrbar. Therapeutisches Boxen ist kein distanziertes Bewegungsangebot. Nähe und Abstand müssen abgestimmt werden, Blickkontakt kann eine Rolle spielen, Anweisungen werden gegeben, und Stopps werden (hoffentlich) respektiert. Für manche Klient:innen ist es ungewohnt, in einer körperlich aktivierenden Situation gleichzeitig Beziehung und Sicherheit zu erleben. Gerade wenn Herzschlag, Kraft und Präsenz in der Vergangenheit mit Bedrohung, Kontrollverlust oder Beschämung verknüpft waren, kann es irritierend sein, dass Anspannung und zwischenmenschliche Nähe diesmal nicht in Überforderung münden, sondern in einem verlässlichen, zugewandten Rahmen stattfinden.

Bindungsarbeit im therapeutischen Boxen bedeutet daher, die Beziehungsgestaltung bewusst zu reflektieren:

- Wie reagiert eine Person auf Anleitung?
- Wie auf Ermutigung?
- Wie auf Korrektur?
- Wird Nähe gesucht oder vermieden?
- Wird Unterstützung angenommen oder abgewehrt?

Solche Beobachtungen liefern Hinweise auf Beziehungserfahrungen, auch wenn keine vorschnellen Zuschreibungen vorgenommen werden sollten.

Ziel der Bindungsarbeit im therapeutischen Boxen ist nicht die „Umerziehung“ von Beziehungsmustern. Bindungsorientierungen sind über Jahre entwickelte Schutzstrategien, die aus negativen Erfahrungen entstanden sind und eine Funktion erfüllen. Entsprechend geht es darum, neue, ergänzende Beziehungserfahrungen zu ermöglichen. Therapeutisches Boxen bietet hierfür einen besonderen Rahmen, weil Aktivierung nicht isoliert geschieht, sondern in Beziehung. Gerade in körperlich fordernden Momenten wird für die Klient:innen erfahrbar, ob Anspannung innerhalb eines regulierbaren Rahmens bleibt. Die therapeutische Fachperson übernimmt dabei eine mitregulierende Funktion: durch klare Absprachen, transparente Struktur und eine fein abgestimmte Dosierung von Intensität und Nähe.

Bindungsarbeit im therapeutischen Boxen bedeutet daher nicht, Nähe herzustellen um jeden Preis. Sie bedeutet, Nähe dosiert anzubieten und Autonomiesignale konsequent zu achten. Beziehung zeigt sich hier nicht nur in emotionaler Zuwendung, sondern in der Verlässlichkeit von Strukturen und Grenzen.

In diesem Sinne kann therapeutisches Boxen ein Erfahrungsraum sein, in dem zwischenmenschliche Nähe und Selbststeuerung gleichzeitig möglich sind. Gerade die wiederholte Erfahrung, in Aktivierung miteinander verbunden und zugleich handlungsfähig zu bleiben, kann neue Handlungsspielräume im Umgang mit Beziehung eröffnen.

3.1.4 Persönliche Voraussetzungen bei Boxtherapeut:innen

Boxtherapeut:innen und Box-Coaches müssen weder Leistungssportler:innen noch Wettkampfprofis sein. Dennoch sind solide Grundkenntnisse im Boxen unerlässlich, vor allem aus Sicherheitsgründen. Bewegungsabläufe müssen fachlich korrekt angeleitet werden, körperliche Belastungen angemessen dosiert und mögliche Risiken – etwa Überlastung, Fehlhaltungen oder Schwindel, starke emotionale Übererregung oder Dissoziationsanzeichen – frühzeitig erkannt werden.

Therapeutisches Boxen ist jedoch kein sportliches Training, sondern ein pädagogisch-psychotherapeutischer Prozess. Entscheidend sind bei Boxtherapeut:innen folglich nicht sportliche Höchstleistungen, sondern therapeutische Kompetenzen. Fachkräfte sollten über eine fundierte Ausbildung in Psychotherapie, Traumapädagogik oder einem vergleichbaren psychosozialen Feld verfügen und Erfahrung im Umgang mit psychischen Belastungen mitbringen – insbesondere mit Menschen in den Symptombereichen, die sie anleiten möchten. Nur so können Aktivierung, emotionale Prozesse und mögliche Überforderung angemessen eingeordnet und begleitet werden.

Neben fachlichem Wissen ist die persönliche Haltung von zentraler Bedeutung. Boxtherapeut:innen sollten in der Lage sein, eigene Impulse – etwa Leistungsorientierung, Konkurrenzdenken oder „Antreiben" – zu reflektieren und bewusst zu regulieren. Therapeutisches Boxen verlangt Präsenz, Klarheit und eine feinfühlige Unterscheidungsfähigkeit, was eigene Themen sind und was die der Klient:innen.

Ebenso wichtig ist die Fähigkeit, körperliche Erfahrungen in Worte fassen zu können. Klient:innen benötigen Unterstützung dabei, das Erlebte zu spüren, zu benennen und in einen Zusammenhang zu bringen. Bewegung allein reicht nicht aus, denn erst durch gemeinsames Reflektieren und Einordnen entsteht ein therapeutischer Mehrwert. Boxtherapeut:innen haben hier eine übersetzende Funktion zwischen Körpererleben, Emotion und Bedeutungszuschreibung.

Sicherheit, Selbstbestimmung und Würde der Klient:innen haben stets Vorrang vor sportlichen oder therapeutischen Zielsetzungen. Deshalb setzt therapeutisches Boxen eine klare ethische Haltung voraus. Dazu gehören:

- Respekt vor der Autonomie der Klient:innen,
- Transparenz im Vorgehen,
- konsequentes Achten von Stopp-Signalen sowie
- die Bereitschaft, Intensität jederzeit zu reduzieren.

3.2 Therapeutische Gestaltungselemente

Bewegung, Aktivierung und Beziehung im Boxsetting können auf verschiedene Art und Weise strukturiert und gesteuert werden. Gestaltungselemente übersetzen daher die therapeutische Haltung in Handlungen. Dabei geht es nicht um zusätzliche Techniken im sportlichen Sinne, sondern um eine differenzierte Prozessführung:

- Wie wird Aktivierung aufgebaut und wieder reguliert?
- Wie wird Aufmerksamkeit gelenkt?
- Wie wird Körpererleben sprachlich begleitet und integriert?

Die folgenden Abschnitte stellen zentrale Gestaltungselemente vor, die das therapeutische Boxen rahmen und vertiefen. Sie unterstützen Selbstwahrnehmung, Emotionsregulation und Handlungsfähigkeit – und sorgen dafür, dass körperliche Erfahrung nicht isoliert bleibt, sondern in einen reflektierten therapeutischen Prozess eingebettet wird.

3.2.1 Achtsamkeit als Steuerungsinstrument

Therapeutisches Boxen ist nicht nur Bewegung, sondern zugleich eine Übung in Achtsamkeit. Gemeint ist damit die bewusste, nicht bewertende Wahrnehmung des gegenwärtigen Moments: des eigenen Körpers, der Atmung, der Bewegung und der Situation als Ganzes. Achtsamkeit ist dabei kein Selbstzweck, sondern dient als Steuerungsinstrument im therapeutischen Prozess.

In körperlich aktivierenden Situationen kann die Aufmerksamkeit leicht abschweifen: Gedanken kreisen um Vergangenes oder Zukünftiges, Sorgen oder Selbstbewertungen treten in den Vordergrund. Eine achtsame Fokussierung lenkt die Aufmerksamkeit bewusst zurück ins Hier und Jetzt: etwa auf den Atem, auf den Kontakt zum Boden oder auf das rhythmische Zusammenspiel von Bewegungen oder mit dem Gegenüber. Dadurch kann sich Grübeln verringern, und innere Zustände sind differenzierter wahrnehmbar.

Achtsamkeit im therapeutischen Boxen bedeutet jedoch nicht, die Umwelt auszublenden. Sie umfasst ebenfalls die bewusste Wahrnehmung des Raumes, der Materialien und der beteiligten Personen. Die Aufmerksamkeit richtet sich nach innen und außen zugleich. Klient:innen erleben, dass sie ihren Fokus aktiv steuern können: Sie entscheiden, worauf sie ihre Wahrnehmung lenken und wie lange sie bei einem Impuls verweilen.

In diesem Sinne unterstützt Achtsamkeit die Selbstregulation. Indem Körperempfindungen, Atemveränderungen oder Spannungszustände frühzeitig wahrgenommen werden, können Intensität und Tempo angepasst werden, bevor Überforderung entsteht. Achtsamkeit schafft damit die Grundlage für bewusste Dosierung und für einen sicheren therapeutischen Rahmen.

Eine besonders unmittelbare Form dieser achtsamen Selbststeuerung ist die Arbeit mit der Atmung. Im folgenden Abschnitt wird deren Bedeutung für die emotionale Regulation näher beleuchtet.

3.2.2 Atmung, Psyche und Regulation

Die Atmung geschieht von selbst, und doch können wir sie jederzeit beeinflussen. Genau in dieser Doppelrolle liegt ihr therapeutisches Potenzial. Während viele körperliche Stressreaktionen nur indirekt zugänglich sind, ist die Atmung unmittelbar spürbar. Sie bildet eine Brücke zwischen Körper und Psyche und damit einen unmittelbar zugänglichen Weg zur Selbstregulation.

Das bedeutet nicht, dass Atemübungen allein heilen. Sie bieten jedoch eine jederzeit verfügbare Möglichkeit, Regulation gezielt zu unterstützen – besonders in Momenten, in denen sich innere Anspannung verdichtet.

Unter Stress verändert sich die Atmung häufig deutlich. Sie wird schneller, flacher oder unregelmäßiger. Manche Menschen halten in angespannten Momenten unbewusst die Luft an, andere geraten in eine beschleunigte Atmung bis hin zur Hyperventilation. Letztere kann mit einem Abfall des Kohlendioxidgehalts im Blut einhergehen, was Symptome wie Schwindel, Kribbeln oder Engegefühle begünstigt. Solche körperlichen Empfindungen werden nicht selten als bedrohlich erlebt und können Angst weiter verstärken (Meuret et al. 2010; Jamison et al. 2019).

Im therapeutischen Boxen beobachten wir diese Atemveränderungen regelmäßig. Klient:innen berichten, dass sie beim Schlagen die Luft anhalten, kaum ausatmen oder plötzlich das Gefühl haben, nicht ausreichend Luft zu bekommen. Diese Momente sind keine Störung des Trainings, sondern wertvolle Hinweise auf das innere Erleben. Sie zeigen, dass das Stresssystem aktiviert ist, und genau hier kann therapeutisch angesetzt werden.

Bewusst verlangsamtes Atmen steht in der Forschung mit Veränderungen der vegetativen Regulation in Verbindung. Systematische Übersichtsarbeiten weisen darauf hin, dass langsames, rhythmisches Atmen mit einer Zunahme der Herzratenvariabilität einhergehen kann (Laborde et al. 2022; Zaccaro et al. 2018). Damit ist die natürliche Schwankung der Zeitabstände zwischen einzelnen Herzschlägen gemeint. Eine höhere Herzratenvariabilität wird oft als Zeichen dafür verstanden, dass das System flexibler regulieren kann, also leichter aus Anspannung wieder in Ruhe findet.

Für die boxtherapeutische Praxis bedeutet das: Wenn Klient:innen lernen, ihren Atem wahrzunehmen und bewusst zu modulieren, können sie erleben, dass innere Anspannung nicht zwangsläufig ins Unermessliche ansteigt, sondern beeinflusst werden kann. Diese Erfahrung von Steuerbarkeit stärkt die Selbstwirksamkeit und unterstützt die Rückkehr in einen regulierbaren Zustand.

Häufig regen wir im Setting die Atmung über die Nase an, sofern dies individuell möglich ist. Experimentelle Befunde legen nahe, dass die Nasenatmung die limbische Aktivität sowie Prozesse wie Gedächtnisabruf und Emotionswahrnehmung modulieren kann (Zelano et al. 2016). Die Ergebnisse unterstreichen den engen Zusammenhang zwischen Atem, Aufmerksamkeit und emotionaler Verarbeitung.

Im therapeutischen Boxen wird Atmung nicht isoliert trainiert, sondern in Bewegungen integriert. Das bewusste Ausatmen beim Schlag, das Verlängern der Ausatmung in Pausen oder ein kurzes Innehalten zwischen Sequenzen helfen, das Ausmaß der Aktivierung wahrzunehmen und zu dosieren. Atmung wird so zu einem Instrument der Prozesssteuerung. Im therapeutischen Boxen geht es dabei nicht um richtiges Atmen im Sinne einer Technik, sondern um Bewusstheit:

- Wie atme ich gerade?
- Wird mein Atem schneller?
- Halte ich ihn an?
- Kann ich meine Ausatmung verlängern?

Solche Fragen fördern den Selbstkontakt und die Handhabbarkeit einer Situation. Sie ermöglichen, Stressauslöser in einem sicheren Rahmen regulieren zu lernen. In diesem Sinne kann Atemarbeit im therapeutischen Boxen zur Stärkung von Resilienz und Selbstvertrauen beitragen – nicht als alleinige Methode, sondern als integrativer Bestandteil eines beziehungsgetragenen Prozesses.

Im therapeutischen Boxen geschieht Atemarbeit daher nicht isoliert am Anfang oder Ende einer Stunde, sondern immer wieder zwischendurch – als Feinjustierung des inneren Zustands. Wenn Klient:innen in eine sehr flache Atmung geraten oder den Atem anhalten und zugleich der Kontakt nach außen nachlässt, ist das ein Signal, den Prozess zu verlangsamen, Orientierung zu geben und Sicherheit wieder in den Vordergrund zu stellen, statt zu intensivieren.

3.2.3 Embodiment und Körperfeedback

Das Zusammenspiel zwischen Körper und Psyche ist beim therapeutischen Boxen zentral. Embodiment kann als ein Kreislauf zwischen Psyche und Körper verstanden werden, der sich im ständigen wechselseitigen Update befindet (Storch/Tschacher 2022). Körperliche Zustände wirken auf Gedanken und Gefühle, und umgekehrt prägt das innere Erleben die körperliche Haltung, die Art der Bewegungsausführung und die Muskelspannung.

Negative Gedanken gehen oft mit einer zusammengesunkenen Körperhaltung einher. Ebenso kann eine aufgerichtete, stabile Haltung das subjektive Erleben in positiver Weise beeinflussen. Das bedeutet, dass Veränderungen in unserem Körper eine Anpassung unseres Gehirns durch die neuronalen Regelkreise und synaptischen Verbindungen anstoßen. Metaanalytische Befunde deuten darauf hin, dass sich die Körperhaltung auf Stimmung und Selbstwahrnehmung auswirken kann, auch wenn diese Effekte moderat und kontextabhängig sind (Awad et al. 2021). Werden neue Erfahrungen wiederholt gemacht, können sich Bewertungen, Zuordnungen und Strategien langfristig verändern.

In experimentellen Untersuchungen zur verkörperten Kognition (Head-Movement-Studien) führten Versuchspersonen während des Hörens einer über Kopfhörer eingespielten Botschaft wiederholt Kopfbewegungen aus. Dies wurde als Nebenaufgabe im Rahmen eines angeblichen Tests zur Klangqualität des Kopfhörers deklariert. Eine Gruppe nickte, eine andere schüttelte den Kopf. Im Anschluss zeigte die Nick-Gruppe tendenziell höhere Zustimmung zur gehörten Botschaft – etwa zu einer vorgeschlagenen Erhöhung von Studiengebühren – als die Kopfschüttel-Gruppe (Wells/Petty 1980). Solche Befunde verdeutlichen, dass selbst einfache Körperbewegungen gedankliche Bewertungen modulieren können und beeinflussen, wie sicher Menschen sich ihrer eigenen Gedanken sind (Storch/Tschacher 2022, S.56). Die Gedanken werden nicht zwingend inhaltlich verändert, sondern können sich überzeugender oder weniger überzeugend anfühlen (Briñol/Petty 2008).

Ist das Zusammenspiel von Körper und Psyche stimmig, unterstützt dies den Umgang mit Belastungen (Hüther 2020, S. 87). Auch im Alltag wird das sichtbar: Eine Situation wird zunächst über das Gehirn wahrgenommen, das die Information verarbeitet, als potenzielle Bedrohung einordnet und Signale an den Körper sendet: Die Herzfrequenz steigt, die Atmung verändert sich, und die Muskelspannung nimmt zu. Gleichzeitig entwickelt der Organismus Lösungsstrategien. Bewältigt eine Person die Situation und funktioniert die neue Lösung besser als die alte, wird das Belohnungssystem im Gehirn aktiviert. Dopaminerge Prozesse werden in der Lernforschung mit der Stabilisierung neuer Verhaltensmuster in Verbindung gebracht. Solche positiven Erfahrungen können dazu beitragen, dass neue Handlungsstrategien stabiler verankert und abgespeichert werden (Hüther 2020, S. 92). Eine zuvor als bedrohlich eingeschätzte Situation wird beispielsweise eher als bewältigbar erlebt. Anstelle eines automatischen Rückzugs oder einer Überreaktion kann schrittweise eine differenziertere Reaktion verfügbar werden. Wiederholte positive Erfahrungen erhöhen die Wahrscheinlichkeit, dass in ähnlichen Alltagssituationen auf diese neuen Muster zurückgegriffen wird (Hüther 2020).

Boxtherapie arbeitet mit der Verbindung von körperlicher Aktion (Schlagen, Bewegen, Halten bzw. Ausweichen) und innerem Erleben. Embodiment bedeutet hier: Die Art, wie jemand sich bewegt, schlägt oder dasteht, kann innere Muster widerspiegeln. Wer immer zögerlich schlägt, zeigt möglicherweise auch im Alltag Zurückhaltung. Wer sehr kraftvoll und ungebremst agiert, steht eventuell unter starkem innerem Druck. Solche Beobachtungen dienen nicht der Bewertung, sondern sind Ausgangspunkte für Reflexion und gemeinsames Verstehen.

Gleichzeitig können durch veränderte Bewegungen neue emotionale und mentale Erfahrungen entstehen. Wer lernt, seine Kraft gezielt und kontrolliert einzusetzen, entwickelt häufig auch außerhalb des Trainings mehr Durchsetzungsvermögen. Wer bewusst einen stabilen Stand einnimmt, erlebt körperlich, was es bedeutet, standfest in seiner Überzeugung zu sein. Boxen ermöglicht ein unmittelbares Körperfeedback:

- **Atmung und Rhythmus:** Wahrnehmen, wann Anspannung zu groß wird, und lernen, durch bewusste Atemführung Balance zu halten.
- **Anspannung und Entspannung:** Spüren, wann Muskeln überlastet sind oder wann Energie fehlt.
- **Abstand und Raumgefühl:** Wie nah lasse ich jemanden an mich heran? Kann ich Grenzen klar setzen?

Dieses Körperfeedback hilft, Emotionen wie Wut, Angst oder Unsicherheit im geschützten Rahmen zu erkennen und dahinter liegende Muster zu identifizieren. Das bewusste Wahrnehmen von Muskelspannung, Standfestigkeit und Bewegungsimpulsen fördert zudem den Selbstkontakt. In der Boxtherapie mit Embodiment-Fokus können unter anderem die folgenden Prozesse angestoßen werden:

- **Selbstwirksamkeit:** Einen Schlag bewusst zu führen und seine Wirkung zu spüren, stärkt das Gefühl von Kontrolle.
- **Gefühlsregulation:** Emotionale Energie darf körperlich ausgedrückt werden, jedoch in einem klaren, sicheren Rahmen.

- **Arbeit mit Grenzen:** Durch Distanz, Deckung und Gegenwehr wird Schutz konkret erfahrbar.
- **Ressourcenaktivierung:** Eine stabile Körperhaltung oder eine bestimmte Schlagkombination kann als Symbol für innere Stärke verankert werden.

Eine Verbindung von Embodiment und Boxtherapie führt also dazu, dass psychische Prozesse nicht nur besprochen, sondern verkörpert werden. Körper und Psyche werden gleichzeitig einbezogen. Dadurch kann der Transfer in den Alltag erleichtert werden, denn körperlich verankerte Erfahrungen bleiben oft nachhaltiger verfügbar als rein kognitive Einsichten.

3.2.4 Arbeit mit Metaphern: Zusammenhänge erkennen

Metaphern sind in der therapeutischen und beratenden Arbeit ein wirkungsvolles Mittel, um komplexe innere Prozesse anschaulich und emotional zugänglich zu machen. Sie ermöglichen es, Erfahrungen in Bilder zu übersetzen und dadurch neue Perspektiven auf vertraute Problemmuster zu eröffnen.

In der Metaphernarbeit kann zwischen assoziierenden (erlebensnahen) und dissoziierenden (distanzierenden) Bildern gewechselt werden. Assoziierende Metaphern laden dazu ein, in ein Bild einzutauchen („Ich stehe vor einem Berg"). Dissoziierende Metaphern ermöglichen Abstand („Wie würde das Bild aussehen, wenn Sie Ihre Situation von außen betrachten?"). Dieser Wechsel erlaubt es, emotionale Aktivierung und reflektierende Distanz zu steuern.

Metaphern sollten nicht dramatisieren oder problemfixiert wirken. Ziel ist es, positive oder lösungsorientierte Bedeutungsräume zu eröffnen sowie Klient:innen dabei zu unterstützen, bisherige Handlungsmuster zu erkennen und neues, gewünschtes Verhalten zu erproben. Metaphernarbeit setzt einen inneren Suchprozess in Gang. Bilder strukturieren die Wahrnehmung, lenken die Aufmerksamkeit und beeinflussen, welche Lösungswege überhaupt gedacht werden können. Gerade im therapeutischen Boxen bieten sich zahlreiche körpernahe Metaphern an:

- Eine gute Deckung haben = „Ich schütze mich."
- Einen sicheren, festen Stand haben = „Ich stehe sicher im Leben. Mich haut so leicht nichts um."
- Am Ball bleiben = „Ich behalte mein Ziel im Blick und gehe darauf zu."
- Das Alte wegboxen (z.B. Schuldgefühle oder Scham) = als Bild für das bewusste Angehen belastender Themen, nicht als tatsächliches „Wegmachen" oder Verdrängen.

Solche Metaphern entstehen oft im Prozess und entfalten ihre Wirkung besonders, wenn sie an das subjektive Erleben der Klient:innen anschließen. Beschreibt ein Mensch seine Lebenssituation als unüberwindbaren Berg, liegt der Fokus häufig auf Anstrengung, Erschöpfung oder Scheitern. Im Training kann spürbar werden, wie sich das im Körper anfühlt: Druck in den Schultern, angespannte Fäuste, flacher Atem. Das Bild bleibt nicht abstrakt, sondern wird verkörpert.

Im Prozess kann die Metapher gemeinsam weiterentwickelt werden, sodass Klient:innen erkennen, wie sie bislang mit Herausforderungen umgehen. Dann entstehen neue Optionen:

- Gibt es Zwischenplateaus mit Hütten zum Ausruhen?
- Welche Ausrüstung fehlt?
- Wer könnte die passende Begleitung sein?
- Muss der Berg wirklich bestiegen werden oder gibt es einen Weg drum herum?

Ein Klient könnte während einer Boxeinheit eingeladen werden, sich vorzustellen, dass er gegen diesen „Berg“ boxt – nicht im Sinne eines heroischen Kampfes, sondern als symbolisches Erproben von Handlungsspielräumen. Diese Blockade könnte eine Metapher für seine Ängste, Unsicherheiten oder ungelösten Konflikte sein. Die Leitfrage lautet dann nicht: „Wie bezwinge ich das Hindernis?“, sondern:

- „Welche Ressourcen brauche ich?“
- „Welche Haltung unterstützt mich?“
- „Wie dosiere ich meine Kraft?“

Die Kombination von Metaphernarbeit und therapeutischem Boxen spricht sowohl die emotionale als auch die körperliche Ebene an. Das Boxen wird dadurch zu einem symbolischen Handlungsraum. Wichtig ist dabei: Metaphern sind Angebote, keine absoluten Wahrheiten. Sie helfen, Zusammenhänge zu erkennen und neue Bedeutungsmöglichkeiten zu entwickeln. Veränderung entsteht nicht durch das Bild allein, sondern durch die Kombination aus Bewegung, Emotionserleben, Therapiebeziehung und Reflexion.

Während Metaphern innere Erfahrungen bildhaft zugänglich machen, kann erklärendes Wissen helfen, körperliche und psychische Reaktionen sachlich einzuordnen. Beide Zugänge ergänzen sich im therapeutischen Boxen. Der folgende Abschnitt beschreibt diesen wissensorientierten Anteil.

3.2.5 Psychoedukation

Symptomspezifische Wissensbausteine sind ein fester Bestandteil moderner psychotherapeutischer Behandlungskonzepte. Psychoedukation umfasst die verständliche Vermittlung von Wissen über psychische und körperliche Erkrankungen, über Symptome, Ursachen, typische Verläufe und Behandlungsmöglichkeiten. In vielen Behandlungskonzepten ist sie eingebettet in ein Gesamtprogramm aus Therapie, Training von Emotionsregulation und – sofern angezeigt – medikamentöser Unterstützung.

Ein zentrales Ziel der Psychoedukation ist es, dass Klient:innen ein besseres Verständnis für ihre Reaktionen und deren Hintergründe entwickeln. Missverständnisse und Schuldgefühle können reduziert werden. Psychoedukation ermöglicht eine realistische Einordnung von Symptomen und fördert die Bereitschaft der Klient:innen, Behandlungsschritte mitzugehen.

Im Kontext des therapeutischen Boxens bedeutet Psychoedukation jedoch mehr als reine Informationsweitergabe. Sie wird mit konkretem Erleben verbunden. Wissen bleibt nicht abstrakt, sondern wird unmittelbar auf körperliche Erfahrungen im Training bezogen. Besonders wird Psychoedukation im Zusammenhang mit Stress- und Traumafolgestörungen relevant. Zustände wie Übererregung, Erstarrung, Depersonalisation oder Derealisation können während der Boxtherapie spürbar werden. Diese Phänomene werden als nachvollziehbare Schutzreaktionen des Nervensystems erklärt. Statt „Mit mir stimmt etwas nicht“ kann Verständnis entstehen im Sinne von: „Mein Körper versucht, mich zu schützen“. Das Wissen um neurobiologische und psychologische Zusammenhänge kann Angst und Hilflosigkeit reduzieren und die Selbstwirksamkeit stärken.

Auch das Enttabuisieren belastender Erfahrungen ist Teil psychoedukativer Arbeit. Trauma, Gewalt oder Vernachlässigung beispielsweise sind keine Einzelerfahrungen, sondern gesellschaftliche Realitäten, von denen viele Menschen betroffen sind (Scherwath/Friedrich 2025, S. 138 f.). Dieses Wissen kann Scham reduzieren und einen Raum eröffnen, in dem über Erlebtes gesprochen werden darf.

Im therapeutischen Boxen geschieht Psychoedukation nicht losgelöst vom Handeln. Wenn eine Person während einer Übung die Luft anhält, kann dies genutzt werden, um Zusammenhänge zwischen Stress, Atem und Anspannung zu erklären. Wenn jemand im Training wiederholt mehr leisten will, als ihm guttut, kann dies als Ausgangspunkt dienen, um Muster von Selbstüberforderung zu verstehen.

BEISPIEL

Fallbeispiel: Selbstwertregulation durch Leistung

Herr M. übernimmt trotz eines hohen Arbeitspensums häufig ungefragt weitere Aufgaben. In seiner Kindheit erhielt er vor allem dann Liebe und Anerkennung, wenn er gute Noten nach Hause brachte. Dieses Muster wirkt bis heute nach. Auch im Training zeigt sich sein hoher Leistungsanspruch. Er möchte mehr Runden absolvieren als vorgesehen, schlägt besonders intensiv und ignoriert seine Erschöpfungssignale.

Im gemeinsamen Gespräch wird erarbeitet, dass Anerkennung für ihn eng mit Leistung verknüpft ist. Psychoedukation kann helfen, dieses Muster als erlernte Strategie zu verstehen – nicht als Charakterfehler. Wenn Herr M. erkennt, dass sein Muster, sich über Leistung Anerkennung zu sichern, ursprünglich eine sinnvolle Anpassung war, entsteht Mitgefühl mit sich selbst. Gleichzeitig wird deutlich, dass diese Strategie heute nicht mehr zielführend ist. Herr M. stellt seine eigenen Bedürfnisse (z.B. Ruhe und Privatleben) bisher hinten an und setzt sich so übermäßigem Stress aus.

Im Training kann er üben, bewusst früher aufzuhören oder die Intensität zu reduzieren und dies mental nicht als Versagen, sondern als neue, selbstfürsorgliche Handlung einzuordnen. Die Verbindung von Wissen und körperlicher Erfahrung erleichtert es, alte Muster zu erkennen und schrittweise zu verändern.

Traumasensibel gestaltete Biografiearbeit kann diesen Prozess ergänzen, wenn sich biografische Muster im Training körperlich zeigen. Durch das behutsame Einordnen früherer Erfahrungen lässt sich eine Brücke in die Vergangenheit schlagen, um alte und verhärtete Verhaltensmuster besser zu verstehen (Scherwath/Friedrich 2025, S. 140 f.). Auch hier unterstützt Psychoedukation dabei, Zusammenhänge verständlich zu machen und neu zu bewerten.

Psychoedukation im therapeutischen Boxen bedeutet somit nicht Belehrung, sondern Orientierung. Körperliche Prozesse lassen sich in Worte fassen, Selbstabwertungen können abnehmen, und Klient:innen erleben ihre Reaktionen zunehmend als verstehbar und beeinflussbar. In Verbindung mit Bewegung und Beziehung wird Wissen zu einer Ressource, die Handlungsspielräume erweitert.

4 Wann therapeutisches Boxen (nicht) geeignet ist: Indikationsstellung, Grenzen und Kontraindikationen

4.1 Grundsätzliche Indikationsbereiche

Therapeutisches Boxen ist kein Verfahren für eine oder mehrere spezielle Diagnosen, sondern ein körper- und erfahrungsorientierter Ansatz, der dort hilfreich sein kann, wo Menschen Selbstwahrnehmung, Emotionsregulation, Selbstwirksamkeit und Sicherheit (wieder) aufbauen möchten. Ob Boxen als Therapie im Einzelfall passt, entscheidet sich weniger am Etikett einer Störung als an aktueller Stabilität, Motivation, körperlicher Belastbarkeit, Setting und therapeutischer Begleitung.

Wenn wir im Folgenden von „geeignet" sprechen, meinen wir „potenziell geeignet bei entsprechender Indikationsstellung und Anpassung". Für manche Menschen ist therapeutisches Boxen ein sehr stimmiger Zugang, für andere ist es (vorerst oder grundsätzlich) nicht passend. Abwägungen zu Kontraindikationen werden im Kapitel 4.3 konkretisiert.

Therapeutisches Boxen kann grundsätzlich in unterschiedlichen Lebensphasen eingesetzt werden – mit jeweils alters- und entwicklungssensiblen Anpassungen: bei Kindern, Jugendlichen, Erwachsenen und älteren Menschen. Im Jugendhilfekontext wird es zudem teils als Bestandteil pädagogisch-therapeutischer Unterstützungsangebote genutzt, etwa im Rahmen der Hilfen zur Erziehung nach §§ 27 ff. SGB VIII, 1990/2026.

Im Folgenden benennen wir Indikationsbereiche, in denen therapeutisches Boxen in der Praxis häufig eingesetzt wird. Die konkreten Übungen und Anpassungen finden sich später in Kapitel 6.

- **Traumafolgestörungen:**
  Therapeutisches Boxen kann hier bei stabiler professioneller Begleitung besonders passend sein, weil es Sicherheit, Grenzen, positive Körperwahrnehmung und Selbststeuerung konkret erfahrbar macht. Gleichzeitig hängt die Indikation stark vom Timing, vom Stabilisierungszustand der Teilnehmenden und von der Dosierung ab. Was bei Traumaarbeit mit stabilisierten Klient:innen ressourcenstärkend ist, kann bei akuter Instabilität überfordern (siehe Kapitel 4.2.1).

- **Menschen mit lebensbedrohlicher Diagnose** (z.B. onkologische Erkrankungen), je nach medizinischer Lage:
  In diesen Kontexten stehen häufig Themen wie Kontrollverlust, Körperfremdheit, Angst und Selbstbild im Raum. Therapeutisches Boxen kann – nach medizinischer Abklärung und individueller Anpassung – ein Weg sein, die eigene Kraft neu zu erleben, die Selbstwirksamkeit zu stärken und dem Körper auf konstruktive Weise wieder etwas zuzumuten, ohne ihn zu überfordern.

- **Emotional-instabile Persönlichkeitsstörung** vom Borderline-Typus (im Rahmen eines Gesamtbehandlungsplans):
  Im Vordergrund steht bei dieser Störung häufig eine hohe affektive Dynamik. Therapeutisches Boxen kann bei guter Stabilisierung der Klient:innen und mit klaren Grenzen ein Übungsfeld sein, um einen Impulsanstieg zu bemerken, Stopps von anderen zu akzeptieren und trotz Aktivierung handlungsfähig zu bleiben. In den Kapiteln 4.2 und 4.3 gehen wir auf potenziell problematische Konstellationen ein.

- **Folgen von Überbelastung und Erschöpfung (z.B. Burnout-nahe Beschwerden):**
  Viele Betroffene verlieren den Kontakt zu eigenen Körpersignalen und merken zu spät, dass alles zu viel geworden ist. Therapeutisches Boxen kann hier helfen, Frühwarnzeichen (flache Atmung, häufige Muskelanspannung, hohes mentales Tempo bzw. inneren Druck) bewusst wahrzunehmen und aktiv zu üben, wo die Grenze zwischen zu viel und zu wenig verläuft.

- **Anpassungsstörungen:**
  Hierbei stehen belastende Lebensereignisse oder Übergangssituationen im Vordergrund, etwa Trennungen, Arbeitsplatzverlust, Erkrankungen oder biografische Umbrüche. Die Betroffenen erleben eine subjektive Überforderung mit emotionalen Reaktionen wie Niedergeschlagenheit, Angst, Reizbarkeit oder innerer Anspannung. Therapeutisches Boxen kann stabilisierend wirken, weil die klaren Bewegungsabfolgen und die bewusste Dosierung von Aktivierung und Pause helfen, das Gefühl von Kontrollverlust zu reduzieren.

- **Depressive Symptomatik:**
  Bei Depression erleben viele Menschen emotionale Gleichgültigkeit, Antriebsmangel und Somatisierung. Therapeutisches Boxen kann hier als strukturiertes, beziehungsgetragenes Bewegungskonzept genutzt werden. Entscheidend ist eine niederschwellige Dosierung: klein anfangen und Erfolg nicht über Leistung definieren, sondern über Selbstkontakt und Handhabbarkeit einer Situation.

- **Suchterkrankungen (als Ergänzung in suchttherapeutischen Settings):** Bei substanzgebundenen und substanzungebundenen Störungen geht es in der Regel um Anspannungszustände, Craving, Scham und dysregulierte Affekte. Therapeutisches Boxen kann ein körpernahes Training sein, um Anspannung zu erkennen, Alternativen zur Affektregulation zu erproben und Selbstwirksamkeit aufzubauen. Auch hier braucht es klare Regeln und die Einbettung in einen Gesamtbehandlungsplan mit Rückfallprophylaxe.

- **Wut als Symptom/Ärgerregulation:** Auch bei etlichen Menschen ohne Borderline-Problematik kommt Wut zu plötzlich oder wurde in der Biografie tabuisiert. Boxen kann helfen, Wut frühzeitig wahrzunehmen, als Signal zu verstehen und angemessen zum Ausdruck zu bringen – nicht als Ventiltechnik, sondern als dosierter Prozess mit therapeutischer Reflexion.

- **Gewaltneigung (im Rahmen strukturierter Anti-Gewalt- bzw. Anti-Aggressions-Arbeit):** Wenn therapeutisches Boxen in diesem Feld eingesetzt wird, dann nicht als Kampftraining, sondern als Übungsfeld für Impulskontrolle, mentalen Stopp, Grenzen, Perspektivwechsel und Verantwortung. Die ethischen Leitplanken (kein Machtgefälle, kein Zwang) sind hier besonders zentral.

- **Impulskontrollproblematik bzw. Impulsdurchbrüche:** Hier kann therapeutisches Boxen – bei ausreichender Steuerbarkeit und klarer Rahmung – als Trainingsfeld dienen, um den Moment vor dem Durchbruch zu identifizieren, z.B. in Bezug auf Tempo, Körperspannung, Atemmuster und Tunnelblick. Gleichzeitig gehört diese Indikation zu den Bereichen, in denen die Risikoprüfung besonders sorgfältig sein muss (siehe Kapitel 4.2–4.3).

- **Demenz (in gerontopsychiatrischen/geriatrischen Settings):** Hier geht es weniger um Boxtechnik als um rhythmische, sichere, wiederholbare Bewegungssequenzen, Orientierung und Therapiebeziehung. Boxbasierte Elemente können als strukturierte Aktivierung genutzt werden, aber mit sehr klarer Vereinfachung, hoher Vorhersagbarkeit und besonderem Blick auf Überforderung.

- **Parkinson (neurologische Rehabilitation und Bewegungstherapie):** In Parkinson-Programmen werden boxbasierte Bewegungsformen eingesetzt, um Koordination, Rhythmus, Balance und Motivation zu fördern.

4.2 Spezielle Anforderungen bei einzelnen Störungsbildern

Therapeutisches Boxen kann in unterschiedlichen klinischen und psychosozialen Kontexten zur Anwendung kommen. Gleichzeitig erfordern bestimmte Störungsbilder eine besonders sorgfältige Indikationsstellung, eine differenzierte Anpassung der Methodik sowie eine hochspezialisierte therapeutische Kompetenz.

Die folgenden Abschnitte beschreiben zentrale Besonderheiten ausgewählter Störungsbereiche. Ziel ist es nicht, Boxen als spezifische Therapieform für einzelne Diagnosen zu deklarieren, sondern die Rahmenbedingungen zu klären, unter denen therapeutisches Boxen unterstützend und verantwortungsvoll eingesetzt werden kann.

4.2.1 Traumafolgestörungen

Der Begriff Trauma stammt aus dem Griechischen und bedeutet „Verletzung" oder „Wunde". Im psychologischen Kontext meint er eine innere, psychische Verletzung (Scherwath/Friedrich 2025). Mit der **„traumatischen Zange"** (Huber 2005) lässt sich beschreiben, was ein Ereignis traumatisch werden lässt: Wenn eine Situation als überwältigend, ausweglos und unkontrollierbar erlebt wird und keine passende Bewältigungsstrategie verfügbar ist, gerät das Nervensystem in einen Notfallmodus. Der Organismus will naturgemäß mit Kampf oder Flucht reagieren *(fight/flight)*. Wenn eine der beiden Optionen klappt, entsteht meistens keine Traumatisierung.

Gelingt weder das eine noch das andere *(„no flight, no fight")*, schließt sich die metaphorische Zange und es kommt zu einer Erstarrungsreaktion *(freeze)*. Das bedeutet, dass sich das neurophysiologische Gleichgewicht im Gehirn verändert. Herz- und Atemfrequenz sowie der Muskeltonus werden erhöht, und der Körper schüttet mehr Stresshormone wie Adrenalin, Dopamin, Noradrenalin und Cortison aus (Scherwath/Friedrich 2025). Betroffene erleben eine überflutende Angst, Hilflosigkeit und Ohnmacht, weil sie weder entkommen noch wirksam kämpfen oder abwehren können. Als Folge kann der Organismus in dissoziative Schutzreaktionen geraten, weil das System unter maximaler Bedrohung und gleichzeitiger Ausweglosigkeit auf ein archaisches Überlebensprogramm („Totstellen") umschaltet (Bracha 2004). Durch einen Strom von Endorphinen kommt es zu einer Lähmung (Unterwerfung) des Körpers (Scherwath/Friedrich 2025). Als Beispiel wird hier gern der Säbelzahntiger aus der Urzeit verwendet.

Durch diese Schutzeinstellung im menschlichen Gehirn dachte das Raubtier, dass die Beute tot sei, und ließ deshalb von ihr ab.

Erscheinungsformen

Traumafolgestörungen können sich in sehr unterschiedlichen Symptomen zeigen:

- **Intrusionen:** unwillkürlich auftretende Erinnerungsfragmente (z.B. Bilder, Gedanken oder Körperempfindungen), die sich aufdrängen,
- **Flashbacks:** Betroffene sind vom subjektiven Erleben her erneut in der belastenden damaligen Situation, einschließlich Körperempfindungen oder Affekte ohne hinreichende zeitliche Einordnung (van der Kolk 2014).
- **Vermeidung** von Reizen, die als bedrohlich empfunden werden (Konstriktion)
- **Hypervigilanz** (anhaltend erhöhte Wachsamkeit und innere Alarmbereitschaft), Schreckhaftigkeit, Schlafstörungen
- **Hypoarousal** (emotionale Taubheit) oder **Hyperarousal** (Übererregung)
- **Dissoziation:** eine Abspaltung der Wahrnehmung, des Körperempfindens, der Emotionen und/oder von Erinnerungen, das Erleben wurde nicht zusammenhängend ins autobiographische Gedächtnis integriert. Dissoziation reicht von leichter Depersonalisation (Gefühl, nicht ganz im Körper zu sein) bis hin zu Amnesien oder komplexen dissoziativen Zuständen, in denen unterschiedliche Selbstanteile als voneinander getrennt erlebt werden und Betroffene zeitweise das Gefühl haben, nicht sie selbst zu sein (van der Hart et al. 2006; van der Kolk 2014).
- **Affekt- und Impulsregulationsschwierigkeiten**
- **Scham- und Schuldgefühle** sowie selbstverletzendes Verhalten
- **Selbstmedikation** in Form von Substanzgebrauch
- **Zwangsgedanken und/oder Zwangshandlungen** als Kompensation des Kontrollverlustes und/oder verdrängter Wut
- **somatische Beschwerden** als Ausdruck anhaltender Stress- und Übererregungszustände (z.B. chronische Schmerzen, Muskelverspannungen, vegetative Symptome)

Im ICD-10 (Bundesinstitut für Arzneimittel und Medizinprodukte 2022) ist die Posttraumatische Belastungsstörung (F43.1) als eigenständige Traumafolgestörung definiert. Weitere Konzepte wie DESNOS (Disorders of Extreme Stress Not Otherwise Specified), DDNOS (Dissociative Disorder Not Otherwise Specified) oder die sogenannte Ego-State-Disorder sind keine eigenständigen ICD-10-Diagnosen, sondern klinische bzw. therapeutische Beschreibungsmodelle für komplexe oder dissoziative Traumafolgen. Auch der Begriff „Bindungstrauma“ wird klinisch verwendet, ist jedoch keine offizielle Diagnosekategorie.

Mit der Einführung des ICD-11 (WHO 2019) wurde die komplexe Posttraumatische Belastungsstörung erstmals als eigenständige Diagnose aufgenommen. Sie umfasst neben den Kernsymptomen der PTBS zusätzlich ausgeprägte Störungen der Affektregulation, des Selbstbildes und der Beziehungsgestaltung.

Dissoziation ist im traumatherapeutischen Feld fachlich bedeutsam – und diagnostisch nicht „einfach“ zu verorten. In der ICD-11 wird die komplexe PTBS über PTBS-Symptome und zusätzliche Störungen der Selbstorganisation (Affektregulation, negatives Selbstbild, Beziehungsstörungen) definiert; Dissoziation ist dabei kein zwingendes Kernkriterium, kann jedoch insbesondere bei hoher Belastung oder bei frühen, wiederholten Traumatisierungen häufig auftreten (Cloitre et al. 2013; Maercker et al. 2021; WHO 2019).

Im DSM-5 gibt es zusätzlich die Spezifikation eines dissoziativen Subtyps der PTBS, wenn Depersonalisation und/oder Derealisation im Vordergrund stehen (American Psychiatric Association 2013). Davon abzugrenzen sind komplexe dissoziative Störungen wie die Dissoziative Identitätsstörung bzw. entsprechende Ausprägungen (z. B. OSDD), für die eigene Behandlungsleitlinien vorliegen (Chu et al. 2011).

Transgenerationale Weitergabe

Vor dem Hintergrund von Bindungsmustern macht es für Fachkräfte in der Arbeit mit Klient:innen immer Sinn, auch die transgenerationale Weitergabe von Traumatisierungen durch Bindungspersonen zu beachten. Eltern handeln oft unbewusst aus den eigenen erfahrenen Bindungsmustern oder Traumatisierungen heraus und reagieren entsprechend dysfunktional auf die Bedürfnisse ihrer Kinder. Gerade bei komplexen Traumafolgestörungen zeigt sich, dass aktuelle Regulations-, Beziehungs- und Affektmuster häufig nicht nur biografisch individuell entstanden sind, sondern in einem größeren familiären Kontext.

Direkte Übertragung: Diese liegt vor, wenn das Trauma in der Kommunikation oder im Verhalten der Eltern gegenüber dem Kind bewusst thematisiert wird. Dies kann z. B. durch wiederholte Erzählungen, detaillierte Schilderungen traumatischer Erlebnisse oder durch eine Überflutung mit belastenden Emotionen geschehen. In solchen Fällen erleben Kinder das Trauma oft aus „zweiter Hand“, jedoch auf eine sehr unmittelbare, eindrückliche Weise und mit entsprechend hoher psychischer Belastung.

Indirekte Übertragung: Diese Form zeigt sich etwa in familiären Kommunikationsmustern (z. B. Schweigen oder Tabus), dysfunktionalen Bindungsstrukturen, elterlicher Überforderung oder in der atmosphärischen Stimmung innerhalb der Familie. Die Übertragung erfolgt unbewusst und oft nonverbal. Kinder übernehmen dabei emotionale Zustände oder Rollen, ohne die Ursache klar benennen zu können. Auch epigenetische Mechanismen wie z.B. veränderte Stressverarbeitung zählen zu dieser Form der Übertragung.

Beide Formen wirken oft gleichzeitig und können sich gegenseitig verstärken. Während die direkte Weitergabe mehr mit expliziter Verarbeitung und verbaler Auseinandersetzung verbunden ist, geschieht die indirekte Weitergabe meist implizit, etwa über Verhalten, Affekte und Körperreaktionen. Das Verständnis dieser Unterscheidung ist zentral, um therapeutische und pädagogische Interventionsmöglichkeiten gezielt anzusetzen. Während bei direkter Weitergabe häufig eine behutsame narrative Verarbeitung und emotionale Einordnung im Vordergrund stehen, erfordert indirekte Übertragung oft zunächst die Arbeit an impliziten Beziehungsmustern, Affektregulation und Körperwahrnehmung.

Die transgenerationale Weitergabe von Traumatisierungen basiert auf einem komplexen Zusammenspiel psychologischer, familiendynamischer, sozialer und biologischer Mechanismen. Zur theoretischen Einordnung lassen sich psychodynamische, familiensystemische, soziokulturelle und biologische Perspektiven unterscheiden, die sich in der Praxis häufig überschneiden und ergänzen. Aus psychodynamischer Sicht erfolgt die Weitergabe von Traumata insbesondere durch projektive Identifizierungen. Eltern, die ein Trauma nicht verarbeitet haben, geben ihre unbewussten, oft abgespaltenen Gefühle wie Angst, Schuld oder Ohnmacht an ihre Kinder weiter. Das Kind übernimmt diese Affekte als sogenannte Introjekte, ohne sie bewusst einordnen oder sich abgrenzen zu können. Dadurch entstehen häufig unklare Emotionen, eine gestörte Selbstwahrnehmung oder ein tiefes Gefühl innerer Fremdheit.

Konkret führt dies zu einer erschwerten Selbst-Objekt-Differenzierung, das heißt, Kinder erkennen nicht klar den Unterschied zwischen sich selbst und ihren Bezugspersonen. Sie bleiben in einer symbiotischen Verschmelzung mit den Eltern verstrickt, was ihre Fähigkeit zur Autonomieentwicklung beeinträchtigen kann. In späteren Lebensphasen zeigt sich dies häufig in einem fehlenden Zugang zu eigenen Bedürfnissen, in Konfliktvermeidung oder der Tendenz, das Leben der Eltern weiterzuleben – auch mit allen Nachteilen, die sich daraus ergeben (Lück 2021).

Für die therapeutische Praxis bedeutet dies, dass aktuelle Beziehungs- und Affektmuster nicht isoliert betrachtet werden sollten. Wut, Rückzug, Überanpassung oder Selbsthärte können Ausdruck übernommener, nicht integrierter Beziehungserfahrungen sein. Therapeutische Arbeit schafft hier auch im körperorientierten Setting einen Raum, in dem neue Erfahrungen von Abgrenzung, Selbstwahrnehmung und Emotionsregulation möglich werden.

Der „sichere Ort“ in der Boxtherapie

Boxen arbeitet mit Aktivierung, Körpernähe, Rhythmus, spontanen Bewegungs- bzw. Handlungsimpulsen und Kontakt. Genau diese Faktoren können traumatisierte Menschen stärken, etwa im Hinblick auf Selbstwirksamkeit, positive Körperwahrnehmung und Erleben von Grenzen. Gleichzeitig bergen sie ein erhebliches Triggerpotenzial, insbesondere in Bezug auf Bewegungsintensität, Atemdynamik, Nähe-Distanz-Verhältnis, Blickkontakt, Geräusche oder das Erleben von Kontrollverlust. Menschen, die traumatische Ereignisse überlebt haben, sind im therapeutischen Boxen grundsätzlich gut aufgehoben – vorausgesetzt, das Setting wird konsequent sicherheits- und stabilisierungsorientiert gestaltet.

In der klassischen Traumatherapie wird der sichere Ort meist imaginativ aufgebaut. Im therapeutischen Boxen kann er zusätzlich körperlich und räumlich verankert werden. Der sichere Ort entsteht durch:

- eine definierte **Safe-Zone im Raum** (jederzeit zugänglich, frei von Konfrontation durch den Boxcoach)
- einen äußeren Rahmen (Struktur, klare Regeln, Markierungen)
- körperliche Anker (z.B. Schutzhaltung)

Zum sicheren Ort gehört neben den räumlichen Voraussetzungen auch die therapeutische Beziehung. Nur eine positive Therapiebeziehung kann Klient:innen helfen, eigene Grenzen konstruktiv zu erleben und Blockaden wirksam aufzulösen. Dann wird Sicherheit nicht nur theoretisch konstruiert, sondern körperlich erlebbar. Die Safe-Zone ermöglicht die Erfahrung: „Ich kann mich aktivieren und mich ebenso bewusst wieder beruhigen. Ich bin nicht ausgeliefert. Ich kann Belastung steuern und jederzeit einen sicheren Abstand herstellen.“ Wenn die Safe-Zone im Raum etabliert ist, kann man fragen: „Wenn dieser Platz bzw. diese Haltung ein inneres Bild hätte: Wie sähe dein sicherer Ort aus?“ Das innere Bild dient der Übertragbarkeit: Die körperlich erlebte Sicherheit wird innerlich repräsentiert und damit auch außerhalb des Settings zugänglich.

Umgang mit Dissoziation und Flashbacks

Belastende Erinnerungen können im Boxsetting über verschiedene Sinneskanäle aktiviert werden. Geräusche, Rhythmus, Atemdynamik oder Körperanspannung können Flashbacks, starke Angst, Zittern, Atemnot und/oder Wut auslösen. Zur Indikationsstellung gehört deshalb ein klares Vorgespräch:

- Gibt es Flashbacks oder Dissoziation?
- Woran werden sie bemerkt?
- Was hilft erfahrungsgemäß?

Viele Betroffene schwanken zwischen Übererregung und innerem Abschalten bzw. Betäubtsein. Diese Dynamik ist für die boxtherapeutische Arbeit besonders relevant, da Boxen grundsätzlich aktivierend wirkt. Das bedeutet: Bei ohnehin erhöhter innerer Anspannung kann eine zusätzliche Aktivierung rasch zu Übererregung führen (siehe Kapitel 2.2 zum Toleranzfenster). Umgekehrt kann eine behutsame, dosierte Aktivierung bei starker Abschaltung helfen, wieder mehr Präsenz und Selbstkontakt aufzubauen. Entscheidend ist daher nicht die Intensität der Übung, sondern ihre Anpassung an den aktuellen Regulationszustand der Klient:innen. Praktische Leitfragen zur situativen Entscheidung können sein:

- Ist die Person im Hier und Jetzt orientiert?
- Ist die Anspannung zu hoch oder zu niedrig?
- Kann die Person das Gefühlte benennen, einordnen und reflektieren?
- Braucht es Erdung, also mehr Präsenz im Hier und Jetzt, oder eher Distanzierung, um nicht von Emotionen oder Erinnerungen überflutet zu werden?

Skills (hier im traumapädagogischen Sinne) sind kurze, alltagstaugliche Maßnahmen zur Selbstregulation, etwa Achtsamkeitsübungen, sensorische Reize wie Gummibänder oder Igelbälle, Bodenkontakt oder Orientierung im Raum, um sich selbst zu spüren und wieder im Hier und Jetzt zu sein. Ein gemeinsam erarbeiteter **Notfall- und Ressourcenkoffer** ist bei dissoziativen Tendenzen Standard (Näther 2021). Gemeinsam wird gesammelt:

- Was hilft bei Dissoziationen und/oder Flashbacks?
- Was ist im Raum verfügbar?

Für das Erarbeiten von Skills kann die **Spannungskurve** verwendet werden (z.B. Näther 2021). Hier wird in verschiedenen Spannungsniveaus gearbeitet. Zunächst kann mit den Klient:innen erarbeitet werden, wie der Körper bzw. die Psyche sich auf den verschiedenen Niveaus verhalten und warum manche Skills ab einer gewissen Anspannung nicht mehr funktionieren.

Wenn Klient:innen parallel psychotherapeutisch behandelt werden, ist eine Schweigepflichtentbindung häufig sinnvoll, um bei Instabilität fachlich abgestimmt handeln zu können.

> **!** Therapeutisches Boxen ersetzt keine traumaspezifische Expositionstherapie. Es dient je nach Phase der Stabilisierung, der Ressourcenaktivierung und der Förderung von Selbstregulation. Konfrontative Traumabearbeitung gehört ausschließlich in die Hände entsprechend qualifizierter Traumatherapeut:innen.

Nähe-Distanz-Besonderheiten im Boxsetting

Traumafolgestörungen betreffen nicht nur das Nervensystem, sondern häufig auch Beziehungserwartungen, das Erleben von Nähe und Distanz sowie das Gefühl für eigene Grenzen, insbesondere bei Entwicklungs- und Beziehungstraumata. Im therapeutischen Boxen wird Nähe nicht nur besprochen, sondern direkt körperlich verhandelt. Abstand, Blickkontakt, Anleitung, Tempo und Korrektur sind reale Beziehungserfahrungen. Gerade bei Beziehungstraumata ist dies mit äußerster Vorsicht anzugehen. Nicht nur bei Traumafolgestörungen (aber hier im Besonderen) gilt: Mehr desselben ist selten die Lösung. Daher gelten im Trauma-Setting besondere Leitlinien:

- Nähe dosiert anbieten, nicht um jeden Preis herstellen
- eindeutige Rollenklärung (Boxtherapie allein ist keine Traumatherapie im engeren Sinne)
- Stabilisierung vor Aktivierung
- jede Grenze akzeptieren
- Autonomie-Signale konsequent achten (Abstand und Tempo, Stoppsagen ist immer okay)
- Vorhersehbarkeit durch klare Struktur und Rituale gewährleisten
- Transparenz in jeder Übung
- sehr vorsichtige Dosierung (Körperwahrnehmung kann schnell zu früh zu viele belastende Erinnerungen aktivieren),
- zuverlässiges Erkennen von Dissoziationszeichen
- jederzeitige Unterbrechbarkeit durch Klient:innen

Atmung bei Trauma

Atemveränderungen sind hier Ausdruck der in Kapitel 2 beschriebenen vegetativen Stressreaktionen. Atemarbeit dient daher nicht der Boxtechnikoptimierung, sondern der Emotionsregulation.

Übererregung: Bei Triggerung kann die Atmung sehr schnell werden (Alarmmodus). Im Zustand von Kampf oder Flucht dominiert wie in Kapitel 2 beschrieben der Sympathikus. Herzfrequenz und Atmung steigen automatisch.

Die Amygdala (das Gefahrenzentrum) aktiviert vegetative Prozesse, bevor der präfrontale Kortex regulierend eingreifen kann. Dann läuft die Atmung nicht mehr bewusst, sondern reflexhaft. Durch schnelles, flaches Atmen (Hyperventilation) wird zu viel Kohlendioxid (CO_2) ausgeatmet. Dadurch sinkt der CO_2-Spiegel, und es entsteht ein Ungleichgewicht zwischen Sauerstoff (O_2) und CO_2. In der Folge entstehen Schwindel, Engegefühle und Panik. Bei manchen Betroffenen ist diese Atemreaktion durch traumatische Erfahrungen konditioniert und springt bereits bei geringen Triggern an (van der Kolk 2014). Das kann sich auch im Boxsetting zeigen, z. B. durch hektisches Nachatmen.

Erstarrung: Neben Kampf und Flucht kann es zur Erstarrungsreaktion kommen. In dieser Phase überwiegen parasympathische Prozesse (insbesondere der dorsale vagale Anteil). Atmung und Herzschlag verlangsamen sich deutlich, manchmal kommt es fast zu Atemstillstand oder kollapsnahen Zuständen (Bracha 2004). Einige haben unbewusst gelernt: „Wenn ich alles über mich ergehen lasse und den Atem anhalte, überstehe ich die traumatische Situation." Diese Reaktion kann automatisiert sein. Betroffene berichten von Schwindel oder dem Gefühl, „nicht richtig da zu sein", den Atem anzuhalten oder kaum zu spüren. Auch dissoziative Prozesse („Aus-dem-Körper-Gehen") können dazu führen, dass der Kontakt zur eigenen Atmung verloren geht. In Stresssituationen richtet sich zudem die gesamte Aufmerksamkeit auf die vermeintliche oder reelle Gefahr (Hyperfokus nach außen). Dadurch geraten innere Körperprozesse wie die Atmung aus dem Bewusstsein (van der Kolk 2014).

Für das therapeutische Boxen bedeutet dies:

- Atemmuster geben Hinweise auf das aktuelle Regulationsniveau.
- Schnelle Atmung signalisiert mögliche Übererregung.
- Kaum spürbare Atmung kann auf Erstarrung oder Dissoziation hinweisen.
- Bewusst geführte Ausatmung unterstützt die Wiederherstellung von Steuerbarkeit.

Umgang mit Angst, Scham und Schuldgefühlen bei Klient:innen

Scham und Schuld gehören zu den tiefsten menschlichen Gefühlen. Beide entstehen dort, wo unser Handeln, Denken und Sein mit inneren Werten und Glaubenssätzen in Konflikt gerät. Während Schuld auf eine konkrete Handlung verweist, die wir begangen haben (oder glauben, begangen zu haben), richtet sich Scham gegen unser ganzes Selbst. Schuld sagt: „Ich habe etwas Falsches getan." Scham sagt: „Ich bin falsch." (z. B. Lee et al. 2001) Das Gefühl der Scham wird meist auch körperlich intensiv erlebt. Daher können hier insbesondere körperorientierte Ansätze wie Atem- und Entspannungstechniken helfen, körperliche Verspannungen zu lösen (z.B. Ogden et al. 2006) (siehe Kapitel 6.1).

Gerade nach Gewalterfahrungen kann der Gedanke, kraftvoll zu werden oder auf einen Gegenstand zu schlagen, innere Verbote, Schuld- und Schamreaktionen oder die Befürchtung auslösen, selbst gefährlich zu sein. Im therapeutischen Boxsetting können diese Gefühle unerwartet aktiviert werden. Das Arbeiten mit Kraft, Abwehr und Schlagbewegungen berührt unmittelbar den Umgang mit Ärger und Aggressionsimpulsen und damit häufig biografisch hoch aufgeladene Themenfelder.

> **!** Viele Betroffene haben Aggression bei Bezugspersonen als zerstörerisch erlebt und gelernt, dass Wut zu Liebesverlust, Strafe oder situativen Eskalationen führt. Andere fürchten, selbst gewalttätig zu werden oder die Kontrolle zu verlieren, sobald sie ihre Kraft zulassen. Diese Ambivalenz ist kein Widerstand, sondern ein bedeutsamer Hinweis auf unverarbeitete Überlebensreaktionen (Huber 2005; van der Kolk 2014).

Viele Klient:innen mit einer Traumafolgestörung frieren ein, lachen verlegen oder empfinden Schuldgefühle, sobald sie eine Schlagbewegung ausführen sollen. In solchen Fällen braucht der erste Boxschlag häufig mehr therapeutische Vorbereitung als die Vermittlung von Boxtechnik. Es ist wichtig, zunächst zu klären:

- Wofür stehen rasche Bewegungen bzw. Boxen oder auch der Begriff „Schlagen" in der Vorstellung der Klient:innen? (z.B. Gefahr, Schuld, Grenzüberschreitung oder Selbstschutz)
- Was befürchten Klient:innen, wenn sie boxen?
- Welche biografischen Bezüge sind damit verknüpft?

Erst wenn diese Bedeutungsdimension transparent wird, kann Boxen eine zwar reaktualisierende Erfahrung werden, die zugleich aber steuerbar ist, wodurch sich das Risiko retraumatisierender Erfahrungen deutlich verringert. Zentral ist zudem eine klare therapeutische Einordnung: Schlagen dient nicht nur der emotionalen und stresshormonellen Entladung, sondern vor allem dem körperlich verankerten Erleben, selbst Einfluss zu haben: auf Situationen und die eigenen Emotionen. Jede Übung ist zeitlich begrenzt, strukturiert und jederzeit unterbrechbar. Die therapeutische Botschaft lautet nicht in erster Linie „Lass es unkontrolliert raus", sondern „Du kannst deine Impulse in eine konstruktive

Richtung lenken". Damit werden sinnvolle Selbstschutzimpulse und Durchsetzungskraft von destruktiver Gewalt unterschieden.

Bei manchen Klient:innen richtet sich Aggression weniger nach außen, sondern mehr gegen das eigene Selbst. Selbstabwertung, Selbstbestrafung oder selbstverletzendes Verhalten oder die Idee, selbstwertschädigende Situationen „aushalten zu müssen", können – im Sinne von Emotionsregulation – Versuche sein, innere Anspannung zu reduzieren oder Schuld- und Schamgefühle zu kontrollieren (Linehan 2015). Daher ist aufmerksam zu prüfen, ob das Boxen unbewusst als dysfunktionale Form von Härte gegen sich selbst genutzt wird, etwa im Sinne von „Ich muss stärker sein". Das Setting muss diesem Risiko aktiv entgegenwirken, denn therapeutisches Boxen wirkt nur stabilisierend, wenn konsequent mit Schutz- und Selbstfürsorgeprinzipien gearbeitet wird. Bewährt haben sich:

- Dosierung statt Intensität,
- eine klare Pausenstruktur,
- Ermutigungen, Belastungsgrenzen wahrzunehmen, und
- die explizite Erlaubnis, jederzeit zu stoppen.

Ob Schlagen als befreiend oder als bedrohlich erlebt wird, hängt stark vom biografischen Kontext ab. Deshalb ist die therapeutische Arbeitsbeziehung von zentraler Bedeutung. Klient:innen benötigen die Erfahrung, mit kraftvollen, wütenden und verletzten bzw. beschämten Anteilen gesehen und akzeptiert zu werden, ohne dass die therapeutische Beziehung gefährdet ist. Diese korrigierende zwischenmenschliche Erfahrung kann internalisierte Überzeugungen wie „Ich bin gefährlich", „Ich bin schlecht" oder „Ich darf mich nicht wehren" schrittweise verändern (Cloitre et al. 2019).

Ein generell schrittweises Vorgehen beim therapeutischen Boxen entspricht dem Prinzip der dosierten Annäherung (Titration) in körperorientierten Traumakonzepten (Levine 1999). Ziel ist die Erfahrung von Wahlfreiheit: „Ich darf, ich kann, und ich entscheide." Bewährt haben sich:

- Bewegungen ohne direkten Körperkontakt
- leichtes Antippen statt kraftvollem Schlagen
- Arbeit über sicheren Stand, Atmung und Rhythmus

Wenn Angst vor Gewalt, Angst vor eigener Aggression, Scham und innere Verbote ernst genommen und schrittweise bearbeitet werden, kann das Boxsetting zu einer Erfahrung werden, in der Kraft nicht mit Gefahr gleichgesetzt wird, sondern mit Selbstschutz sowie der Fähigkeit, sinnvolle Grenzen zu setzen und Einflussmöglichkeiten auszuloten.

4.2.2 Wut und Impulsdurchbrüche

Impulsdurchbrüche sind durch ein plötzliches, schwer kontrollierbares Verhalten gekennzeichnet. Menschen mit entsprechenden Problematiken erleben häufig, dass zwischen Impuls und Handlung kaum ein innerer Zwischenraum besteht (Schreiber et al. 2011). Dies führt zu Handlungen, die ihnen selbst oder anderen schaden können (American Psychiatric Association 2013). Eine Impulskontrollproblematik kann z. B. bei der emotional-instabilen Persönlichkeitsstörung auftreten, bei ADHS oder auch bei einer dissozialen Persönlichkeitsstörung.

Ärger ist eine zentrale menschliche Emotion. Schon im Kindesalter wird uns jedoch häufig beigebracht, Wut zu unterdrücken oder zu verdrängen. Das kann u. a. zu Depressionen führen, sich in körperlichen Beschwerden ausdrücken oder bewirken, dass Gefühle nicht mehr wahrgenommen werden. Ein depressiver Klient fühlt sich antriebslos und hat wenig Durchhaltevermögen. Die Bewegungen sind verlangsamt, der Muskeltonus ist herabgesetzt, sodass die nötige Spannung zur inneren und äußeren Aufrichtung fehlt. Im therapeutischen Boxen geht es also zunächst darum, wieder ein Gefühl für die eigene Kraft zu entwickeln und diese zuzulassen.

Bei Patient:innen mit einer Borderline-Persönlichkeitsstörung ist häufig das Gegenteil der Fall, nämlich eine Übererregung. Dabei treten auch veränderte (Körper-)Wahrnehmungen auf, wie z. B. eine verminderte Schmerzwahrnehmung unter bestimmten Umständen, was bezüglich der Schlagintensität berücksichtigt werden muss. Ziele des therapeutischen Boxens sind, die innere Anspannung zu reduzieren, die Körperwahrnehmung zu verbessern sowie Affekte und Gefühle besser wahrzunehmen und zu steuern, sofern die Klient:innen stabil genug sind und sich darauf einlassen können.

In der Beziehungsgestaltung ist der therapeutische Umgang mit toxischem Verhalten wesentlich. Toxisches Verhalten können z. B. Spaltung, Manipulation, Grenzverletzungen, Täter-Opfer-Umkehr und Machtspiele sein. Hierfür können alternative Strategien erlernt werden. Im Boxsetting heißt das konkret: Regeln werden klar benannt, Stoppsignale gelten ohne Diskussion, und Intensität wird gemeinsam dosiert. Klient:innen lernen, emotionale Anspannung wahrzunehmen, bevor diese eskaliert, und eine Bewegung rechtzeitig zu unterbrechen. So wird aus impulsivem Ausagieren schrittweise eine kontrollierbare Handlung.

Boxen als Therapie ist auch für Menschen mit ADHS und Störungen des Sozialverhaltens begleitend zu einer Psychotherapie zu empfehlen. Auch in diesen Störungsbildern stehen Impulsivität, Affektregulationsschwierigkeiten und konflikthafte Beziehungsmuster im Vordergrund. Deshalb wählen wir bei der Arbeit mit Wut grundsätzlich eine systemische Herangehensweise.

Unsere Klienten kommen in der Regel zu uns, weil es in der Vergangenheit zu verbalen oder körperlichen Übergriffen gekommen ist. Die Ursachen dafür sind häufig im Familienkontext zu finden. Wut entsteht selten im luftleeren Raum. Häufig ist sie eingebettet in frühe Beziehungserfahrungen, in denen Affekte dysfunktional bzw. gar nicht gespiegelt oder abgewertet wurden. Wenn Bezugspersonen eigene Wut nicht regulieren konnten oder emotionale Bedürfnisse nicht zuverlässig beantwortet wurden, lernen Kinder, Wut zu unterdrücken oder sie als einzig verfügbare Regulationsstrategie einzusetzen. In diesem Sinne ist Wut häufig ein Beziehungssignal und kein isoliertes Problemverhalten.

Hinzu kommt, dass dysregulierte Wut häufig transgenerational weitergegeben wird. Affektmuster, Umgangsweisen mit Konflikten und implizite Beziehungserwartungen werden in Familien nicht nur über Worte, sondern über Haltung, Körpersprache und Stressreaktionen vermittelt. Kinder übernehmen häufig unbewusst das affektive Klima ihres Herkunftssystems. Therapeutische Arbeit mit Wut bedeutet daher oft auch, diese übernommenen Muster bewusst zu machen und neue Formen der Regulation zu erlernen.

Gerade bei Wut und Impulsdurchbrüchen ist eine differenzierte Indikationsstellung erforderlich. Wichtig ist eine klare Unterscheidung zwischen konstruktiver und destruktiver Wut, so wie sie z. B. in Psychotherapie, Emotionspsychologie und auch in körperorientierten Ansätzen verwendet wird (Lerner 1985; Tangney et al. 1996). **Konstruktive Wut** ist eine bewusst wahrgenommene, regulierte und zielgerichtete Emotion, die ein Signal für Grenzverletzungen, Ungerechtigkeit oder unerfüllte Bedürfnisse ist.

Merkmale *konstruktiver Wut*

- Sie dient der Selbstbehauptung und der Grenzsetzung,
- wird reflektiert und kontrolliert ausgedrückt,
- ist handlungsorientiert, ohne andere zu schädigen,
- führt zu Veränderung, Klärung oder Problemlösung und
- kann motivierend und stärkend wirken.

Beispiele

- „Ich bin wütend, weil meine Grenze überschritten wurde, und sage das klar."
- Wut als Energie, um sich in einer Situation aus einem Zustand der Passivität und Hilflosigkeit zu befreien
- körperlicher Ausdruck (z.B. Boxen) mit bewusster Steuerung und Nachbesprechung (Gross 1998)

Destruktive Wut ist eine unkontrollierte, reaktive und häufig überwältigende Emotion, die sich gegen andere oder gegen die eigene Person richtet.

Merkmale *destruktiver Wut*

- mangelnde Emotionsregulation
- impulsiver oder explosiver Ausdruck
- führt zu Aggression, Gewalt oder Selbstschädigung
- beeinträchtigt Beziehungen
- verstärkt Schuld, Scham oder Ohnmacht

Beispiele

- verbale oder körperliche Gewalt
- unkontrollierte Wutausbrüche
- Autoaggression (z. B. Selbstverletzung, Substanzmissbrauch)
- wiederholtes In-sich-Hineinfressen von Wut mit psychosomatischen Folgen

In der modernen Psychotherapie gilt Wut nicht per se als problematisch, sondern als wichtige Basisemotion (Lazarus 1991). Entscheidend ist der Umgang mit ihr, nicht das Vorhandensein an sich. Gerade in körper- und erlebnisorientierten Settings (z. B. der Boxtherapie) kann Wut konstruktiv genutzt werden, wenn sie benannt wird, in einen sicheren Rahmen eingebettet ist und kognitiv sowie emotional nachbearbeitet wird. Therapeutisches Boxen kann unter diesen Bedingungen auch eine Alternative zu selbstverletzendem Verhalten sein. Dabei ist entscheidend, dass Emotionsaktivierung nicht mit unkontrolliertem Ausagieren verwechselt wird. Boxen bietet einen strukturierten Raum, in dem Intensität gesteuert und reflektiert werden kann.

Ressourcenarbeit bei Wut ist ein zentraler Bestandteil in der Traumatherapie und in der Arbeit mit belastenden Emotionen. Es geht darum, innere und äußere Ressourcen zu aktivieren, die helfen, das starke Gefühl der Wut zu regulieren, ohne es zu verdrängen oder destruktiv auszuleben.

Grundprinzipien

- **Wahrnehmen statt Verdrängen:** Wut ist eine wichtige Emotion mit einer Signalwirkung (z. B., dass eine Grenze verletzt ist). Ressourcenarbeit bedeutet nicht, die Wut „wegzumachen", sondern einen guten Umgang zu finden.
- **Selbstwirksamkeit stärken:** Betroffene sollen erleben, dass sie die Intensität der Emotion beeinflussen können.
- **Sichere Basis schaffen:** Ressourcen dienen als Gegenpol zur Wut und schaffen innere Stabilität.

Arten von Ressourcen

Körperliche Ressourcen: Atmung vertiefen, Bewegung (z.B. bewusstes Stampfen, Boxsack, Sportarten mit klaren Regeln), gezielte Muskelanspannung und -entspannung.

- **Emotionale Ressourcen:** Erinnerungen an Momente von Freude, Geborgenheit oder Stolz abrufen.
- **Kognitive Ressourcen:** Sich an eigene Stärken, bereits bewältigte Situationen oder hilfreiche Glaubenssätze erinnern.
- **Soziale Ressourcen:** Vertrauenspersonen, die Sicherheit vermitteln, oder geschützte Räume (z.B. eine therapeutische Beziehung).
- **Imaginative Ressourcen:** Arbeit mit inneren Bildern (z.B. ein sicherer Ort, ein beschützendes Tier als „innerer Helfer“) (Reddemann 2017)

Das therapeutische Boxen kann auch mit Konfrontationsübungen, Entspannungsverfahren und Sozialkompetenztraining (Selbstwahrnehmung, klaren Grenzen, Feedback) kombiniert werden.

ZUSAMMENFASSUNG

Wut und Impulsdurchbrüche sind keine Kontraindikationen für therapeutisches Boxen. Sie erfordern jedoch eine besonders sorgfältige Eingangsprüfung, eine klare Struktur, eindeutige Stoppregeln und kontinuierliche Reflexion. Ziel ist hier nicht die Entladung von Aggression, sondern die Entwicklung von Steuerungsfähigkeit, Grenzsetzungskompetenz und Selbstwirksamkeit.

4.2.3 Demenz

Der positive Effekt von dynamischen Bewegungen und Koordinationsübungen auf motorische und kognitive Fähigkeiten bei Menschen mit Demenz wurde in zahlreichen Studien beschrieben (z.B. Groot et al. 2016). Körperliche Aktivität kann dazu beitragen, sowohl kognitive als auch motorische Fähigkeiten im Alltag möglichst lange zu erhalten oder sogar kurzfristig zu verbessern (Heyn et al. 2004). Auch die Lebensqualität wird positiv beeinflusst. Bewegung erhöht zudem die Sauerstoffaufnahme, steigert die Durchblutung der Muskulatur und regt den Stoffwechsel im Gehirn an, wodurch neuronale Netzwerke stabilisiert und funktionell angepasst werden können. Eine Untersuchung zum Thema körperliches Training und Demenz zeigte, dass sich Patient:innen durch Bewegung wieder als Person erlebten, die eigenständig etwas bewirken kann. Durch die erfahrene Selbstwirksamkeit litten sie weniger unter depressiven Symptomen (Lüdecke/Bienstein 2010).

Therapeutisches Boxen wird seit einigen Jahren in der Arbeit mit Demenzpatient:innen eingesetzt. Einige Menschen mit Demenz sind unruhig und zeigen einen starken Bewegungsdrang. Andere wirken eher zurückgezogen oder apathisch. Durch das abwechselnde Schlagen mit der rechten und der linken Hand (bilaterale Stimulation) werden kognitive Funktionen wie Aufmerksamkeit und Reaktionsfähigkeit gefördert. Beim Boxen werden Auge-Hand-Koordination, Gleichgewicht und sensomotorische Abstimmung gefordert. Das kann die Stand- und Bewegungssicherheit unterstützen und damit auch im Alltag sturzprophylaktisch bedeutsam sein. Patient:innen fühlen sich zudem wieder fitter und können kleine eigene Fortschritte erleben. Durch die regelmäßige Bewegung kann der Muskelabbau verlangsamt und somit die allgemeine Mobilität unterstützt werden.

Besondere Relevanz kann therapeutisches Boxen zudem bei Menschen mit früh beginnender Demenz gewinnen. Wenn jemand an einer Demenzform erkrankt, gehen viele automatisch davon aus, dass es sich um einen älteren Menschen handelt. Allerdings kann Demenz schon ab dem 30. Lebensjahr auftreten. Viele Beschäftigungs- und Bewegungstherapien für Menschen mit Demenz sind eher auf die Bedürfnisse von Frauen zugeschnitten und holen sportlich orientierte Männer nicht angemessen ab. Für die im jüngeren Lebensalter an Demenz erkrankten Menschen, besonders für Männer, ist das therapeutische Boxen ein interessantes und motivationsförderndes Bewegungsangebot. Voraussetzung ist eine klare, einfache Struktur sowie eine Anpassung an das Stadium, die Belastbarkeit und die Orientierungsfähigkeit der Demenzpatient:innen.

Darüber hinaus lassen sich im Kontext von Demenz spezifische Wirkmechanismen des therapeutischen Boxens beschreiben, die vor allem auf körperlich erfahrbaren und unmittelbar zugänglichen Prozessen beruhen. Ein zentraler Faktor ist die rhythmische Struktur der Bewegung. Wiederkehrende, klar aufgebaute Abläufe bieten Orientierung und Vorhersagbarkeit, was bei eingeschränkter kognitiver Verarbeitung entlastend wirkt und innere Unruhe regulieren kann (Groot et al. 2016). Zugleich werden prozedurale Gedächtnissysteme angesprochen, die bei Demenz häufig länger erhalten bleiben als explizite Gedächtnisinhalte. Einfache, wiederkehrende Bewegungsabläufe können daher insbesondere in frühen und mittleren Stadien weiterhin ausgeführt werden und ermöglichen Erfolgserlebnisse unabhängig von sprachlichen Fähigkeiten.

Eine wichtige Rolle spielt zudem die sensorische Rückmeldung. Der Widerstand beim Schlagen sowie die Wahrnehmung von Bewegung und Muskelspannung erzeugen eine direkte Verbindung zwischen Handlung und Wirkung.

Hierdurch kann der eigene Körper wieder deutlicher wahrgenommen und das Erleben von Präsenz im Moment unterstützt werden (Forbes et al. 2015). Darüber hinaus kann Bewegung affektive Zustände unmittelbar beeinflussen. Aktivierung, gemeinsame Erfahrungen und Erfolgserlebnisse wirken sich häufig positiv auf Stimmung und Antrieb aus und können apathischen Zuständen entgegenwirken (Heyn et al. 2004). Auch die Beziehungsdimension ist bedeutsam. Boxen als Therapie findet in unmittelbarer Interaktion statt und ermöglicht Kontakt über gemeinsame Bewegung, Rhythmus und Resonanz – auch dann, wenn sprachliche Kommunikation eingeschränkt ist.

Therapeutisches Boxen kann so einen Erfahrungsraum schaffen, in dem Menschen mit Demenz sich trotz kognitiver Einschränkungen als handlungsfähig und wirksam erleben. Mit fortschreitendem Krankheitsverlauf sind entsprechende Anpassungen erforderlich: Komplexe koordinative Anforderungen treten dann zugunsten einfacher, stärker strukturierter Bewegungsformen in den Hintergrund. Boxen als Therapie ist damit kein allgemeines Standardangebot bei Demenz, kann jedoch bei passender Indikation ein aktivierender, strukturierender und beziehungsorientierter Zugang sein, der Bewegung, Selbstwirksamkeit und Teilhabe auf besondere Weise miteinander verbindet.

Boxtherapeutische Trainingsvorschläge für die Begleitung von Menschen mit Demenz finden sich im Abschnitt 6.3.

4.2.4 Suchterkrankungen

Suchterkrankungen gehen häufig mit einem ausgeprägten Erleben von Kontrollverlust einher. Betroffene berichten, dass sie wider besseres Wissen handeln, Rückfälle trotz Vorsätzen erleben oder Impulsen nachgeben, die sie eigentlich nicht umsetzen wollen. Substanzkonsum bzw. Suchtverhaltensmuster dienen dabei oft der kurzfristigen Spannungsregulation oder Affektdämpfung. Das wiederholte Scheitern, eigenen Impulsen zu widerstehen, kann zu Gefühlen von Ohnmacht, Scham und Selbstabwertung führen. So entsteht häufig ein subjektives Erleben von Ausgeliefertsein gegenüber Substanzen, Situationen und inneren Zuständen.

Craving, das Verlangen nach der Substanz bzw. Verhaltensweise, ist kein statischer Zustand, sondern verläuft häufig wellenförmig: Es steigt an, erreicht einen Höhepunkt und klingt – auch ohne Substanzkonsum bzw. Ausübung des Verhaltensmusters – wieder ab. Dieses Wellenmodell wird in der Rückfallprävention genutzt, um Betroffenen zu verdeutlichen, dass Verlangen zeitlich begrenzt ist und beobachtet werden kann, ohne ihm unmittelbar nachzugeben (Marlatt/Donovan 2005).

Therapeutisches Boxen kann in diesem Zusammenhang als körperorientierte Möglichkeit dienen, diese Phase des Anstiegs und Abklingens bewusst wahrzunehmen und zu regulieren. Die unmittelbare Kopplung von Handlung und Wirkung (ein Schlag erzeugt spürbare Resonanz) ermöglicht die Erfahrung: „Ich kann etwas auslösen. Ich kann Intensität steuern. Ich kann beginnen, und ich kann aufhören." Diese Selbstwirksamkeitserfahrung steht dem Erleben von Kontrollverlust entgegen und kann zu einer positiven Veränderung des Selbstbildes beitragen.

Zentrale Wirkmechanismen des therapeutischen Boxens bei Suchterkrankungen:

- **Spannungsregulation:** Strukturierte Bewegung kann akute Spannungszustände reduzieren und subjektiven Suchtdruck (Craving) vorübergehend abschwächen.
- **Impulskontrolle:** Rhythmus, Dosierung und bewusste Stopps fördern die Wahrnehmung eigener emotionaler Aktivierungszustände und unterstützen die Fähigkeit, Impulse zu unterbrechen.
- **Alternative Belohnung:** Körperliche Aktivität steht mit Veränderungen dopaminerger Prozesse in Zusammenhang und kann nicht substanzgebundene Belohnungserfahrungen ermöglichen.
- **Selbstwirksamkeit und Identität:** Suchterkrankungen gehen häufig mit ausgeprägten Schamgefühlen einher. Scham kann Rückzug, Geheimhaltung und erneuten Konsum begünstigen und gilt als relevanter Rückfallfaktor (Dearing et al. 2005). Bei körperorientierten Interventionen erleben sich Klient:innen als handlungsfähig und körperlich präsent, nicht ausschließlich von der Sucht bestimmt.

Bei Suchterkrankungen ist therapeutisches Boxen nur sinnvoll, wenn es klar strukturiert durchgeführt wird und therapeutisch eingebettet bleibt. Vorsicht ist geboten bei ausgeprägter Impulsivität, sehr geringer Frustrationstoleranz oder Tendenzen zu extremem Leistungsverhalten. „Immer-mehr-Wollen" kann suchtanaloge Muster widerspiegeln. In solchen Fällen ist therapeutisch keine Intensivierung angezeigt, sondern bewusste Dosierung. Gerade das rechtzeitige Beenden einer Übung oder das Reduzieren von Intensität kann im suchttherapeutischen Kontext eine korrigierende Erfahrung darstellen („Ich muss nicht bis zum Extrem gehen.").

In Gruppensettings ist zudem auf mögliche **Konkurrenz- oder Leistungsvergleichsdynamiken** zu achten. Suchttypische Muster wie „ganz oder gar nicht", Durchhalten um jeden Preis oder das Bedürfnis, sich über Intensität zu definieren, können auch im Training sichtbar werden. Transparente Regeln und die konsequente Betonung von Selbstwahrnehmung statt Leistungssteigerung sind daher zentrale Schutzfaktoren. Ein besonderes Augenmerk gilt möglichen **Suchtverlagerungen**, denn intensive körperliche Aktivität kann kompensatorische oder zwanghafte Züge annehmen. Boxen darf nicht zum neuen dysregulativen Mittel werden, um Gefühle zu vermeiden oder innere Leere zu überdecken.

Therapeutisches Boxen ersetzt keine suchttherapeutischen Konfrontations- oder Expositionsverfahren und keine strukturierte Rückfallprophylaxe. Es kann diese Verfahren jedoch sehr gut ergänzen, indem es körperliche Frühwarnzeichen (z. B. Spannungsanstieg, Atemveränderung, motorische Unruhe) erfahrbar macht und regulierende Alternativen eingeübt werden. Voraussetzung bleibt stets die Einbettung in ein tragfähiges Gesamtbehandlungskonzept.

4.2.5 Onkologische und andere lebensbedrohliche Erkrankungen

Eine lebensbedrohliche Diagnose stellt für viele Betroffene einen tiefgreifenden Einschnitt dar. Neben körperlichen Belastungen treten häufig intensive psychische Reaktionen auf. Angst, Kontrollverlust, existenzielle Sorgen, depressive Symptome oder posttraumatische Belastungsreaktionen sind keine Seltenheit (Deutsche Krebsgesellschaft et al. 2023). Oft wird die Diagnose an sich schon als traumatisches Ereignis empfunden. Gleichzeitig verändern sich durch Operationen, Chemotherapie, Bestrahlung oder andere medizinische Maßnahmen die körperliche Leistungsfähigkeit, die Körperwahrnehmung und das Selbstbild. Der eigene Körper wird nicht mehr als verlässlich erlebt, sondern als sehr verletzlich oder fremd.

Viele onkologische Patient:innen berichten über Konzentrationsstörungen, verlangsamtes Denken, Wortfindungsprobleme oder Gedächtnisschwierigkeiten. Diese Phänomene werden im Alltag häufig als „Chemobrain" bezeichnet. Die Symptome entstehen jedoch nicht in erster Linie durch eine Chemotherapie, da kognitive Veränderungen multifaktoriell bedingt sein können. Hermelink et al. (2017) stellten fest, dass Krebspatient:innen lediglich im Reaktionstest geringfügig langsamer waren als die gesunde Kontrollgruppe. Die Forscher:innen führen dies auf Nervenschäden durch Medikamente zurück. Neben möglichen neurotoxischen Effekten von Chemotherapien spielen auch Entzündungsprozesse, hormonelle Veränderungen, Fatigue, Schlafstörungen sowie psychische Belastungen eine Rolle (Janelsins et al. 2014). Studien weisen zudem darauf hin, dass kognitive Einschränkungen wie Konzentrationsstörungen mit krebsbezogenen posttraumatischen Belastungssymptomen assoziiert sein können (Hermelink et al. 2017).

Ein zentrales Symptom vieler onkologischer Erkrankungen ist das Fatigue-Syndrom. Es äußert sich in anhaltender Erschöpfung, reduzierter Belastbarkeit und verminderter Regenerationsfähigkeit. Bewegung wird in nationalen und internationalen Leitlinien als unterstützender Faktor zur Reduktion von Fatigue und zur Verbesserung der Lebensqualität empfohlen, sofern sie individuell angepasst erfolgt (Campbell et al. 2019; NCCN 2024). Für das therapeutische Boxen bedeutet dies: kurze Sequenzen, klare Struktur, regelmäßige Pausen und konsequente Anpassung an die Tagesform.

Reuter und Penz (2016) benennen Koordinationsübungen wie Boxen für Brustkrebspatient:innen als eine motivierende, abwechslungsreiche Alternative zu klassischen Reha-Übungen. Bei Patient:innen mit lebensbedrohlichen Erkrankungen ist eine enge Abstimmung mit behandelnden Ärzt:innen jedoch unerlässlich. Kontraindikationen können sich beispielsweise bei instabilen Knochenstrukturen, ausgeprägten Lymphödemen, schweren kardialen Einschränkungen oder therapiebedingten Nebenwirkungen ergeben. Auch implantierte Portsysteme oder postoperative Einschränkungen müssen berücksichtigt werden (Leitlinienprogramm Onkologie 2023).

Therapeutisches Boxen setzt zwar keine sportliche Leistungsfähigkeit voraus, erfordert jedoch eine verantwortungsvolle Anpassung an das individuelle Belastungsprofil. Bei therapiebedingten Neuropathien ist besondere Vorsicht hinsichtlich Gleichgewicht, Sensibilität und Belastung der Extremitäten geboten (siehe Kapitel 6.7).

Unter Beachtung dieser Voraussetzungen kann therapeutisches Boxen bei onkologischen und anderen lebensbedrohlichen Erkrankungen die folgenden **Ziele** unterstützen:

Psychologische Wirkung des therapeutischen Boxens

- **Stressabbau und Emotionsregulation:** Aktive, kraftvolle Bewegungen können helfen, Ängste und Stress abzubauen sowie Selbstbewusstsein und Lebensfreude zu steigern. Durch Schlagbewegungen können unterdrückte Gefühle wie Angst, Wut oder Ohnmacht in einer sicheren Umgebung kanalisiert werden.

- **Konzentration und Achtsamkeit:** Das Training fordert volle Präsenz, was Krebspatient:innen dabei unterstützt, aus Grübelschleifen herauszukommen.

- **Selbstwirksamkeit:** Boxen vermittelt ein Gefühl von Stärke und Kontrolle über den eigenen Körper – etwas, das im Krankheitsprozess oft verloren geht.

- **Stärkung der Resilienz:** Viele unserer Klient:innen berichten, dass sie durch das Boxtraining wieder Mut und Lebensenergie finden und sich nach der Einheit innerlich stabiler bzw. gestärkter fühlen.

Körperliche Aspekte

- Förderung der Fitness, der **Beweglichkeit**, des Herz-Kreislauf-Systems und der Muskelkraft, was für viele Krebspatient:innen gerade nach Operationen, Chemotherapie oder Bestrahlung wichtig ist.
- Training von **Reaktionsfähigkeit** und Gleichgewicht.
- Verbesserung von **Körperwahrnehmung** und Haltung.

Wichtig: Anpassung an individuelle Belastbarkeit (z. B. Pausen, leichtere Schlagtechniken bzw. Boxen ohne Kontakt).

4.2.6 Funktionale Indikationsbereiche ohne formale Diagnose

Therapeutisches Boxen wird nicht ausschließlich im Kontext klar definierter psychischer Diagnosen eingesetzt. Auch bei funktionalen Problemlagen ohne formale Störungsdiagnose kann es indiziert sein:

Eingeschränkter Körperbezug

Ein eingeschränkter oder unsicherer Körperbezug zeigt sich unter anderem in reduzierter Körperwahrnehmung, Schwierigkeiten beim Erkennen eigener Anspannungszustände oder einem distanzierten Erleben des eigenen Körpers. Solche Muster finden sich sowohl bei chronischem Stress als auch bei psychosomatischen Beschwerden oder nach belastenden Erfahrungen.

Im therapeutischen Boxen wird der Körper nicht nur bewegt, sondern aktiv erlebt: Stand, Gleichgewicht, Muskelspannung und Atemrhythmus werden kontinuierlich rückgekoppelt. Dadurch kann ein differenzierteres Körpererleben entstehen. Die Indikation besteht insbesondere, wenn Klient:innen Schwierigkeiten haben, innere Zustände sprachlich zu erfassen, aber über Bewegung gut erreichbar sind.

Schwierigkeiten in Abgrenzung und Selbstbehauptung

Probleme in der Abgrenzung zeigen sich häufig in übermäßiger Anpassung, Schwierigkeiten, Nein zu sagen, oder in unsicherem Auftreten. Gleichzeitig können sich auch gegenteilige Muster in kompensatorischer Funktion zeigen, etwa impulsive Grenzüberschreitungen. Beide Varianten betreffen die Regulation von Nähe, Distanz und Selbstbehauptung.

Therapeutisches Boxen ermöglicht das Üben klarer, körperlich erfahrbarer Grenzsetzungen – etwa durch definierte Schlagbewegungen, das Einnehmen eines stabilen Standes oder das bewusste Stoppen auf Signal. Entscheidend ist die therapeutische Einordnung: Es geht nicht um Dominanz oder Aggression, sondern um das Erleben von Klarheit, Präsenz und gelenkter Kraft.

4.3 Kontraindikationen

Absolute Kontraindikationen liegen vor, wenn therapeutisches Boxen nicht verantwortbar eingesetzt werden kann, weil die körperliche Aktivierung, die sensorische Stimulation und die situative Dynamik (Tempo, Reize, Nähe-Distanz) das Risiko einer akuten Symptomverschlechterung oder sogar Gefährdung deutlich erhöhen würden. In diesen Fällen haben Krisenintervention, Stabilisierung und medizinische bzw. psychiatrische Abklärung Vorrang.

4.3.1 Akute psychiatrische Störungen

Therapeutisches Boxen ist absolut kontraindiziert bei psychischen Zuständen, in denen Realitätsbezug, Impulskontrolle und/oder Sicherheit nicht ausreichend gewährleistet sind:

- **Akute psychotische Episode** (z.B. floride Symptome, deutliche Realitätsverkennung, ausgeprägte formale Denkstörungen). Bei akuten psychotischen Zuständen stehen zunächst die psychiatrische Akutbehandlung und Sicherheitsaspekte im Vordergrund (DGPPN 2019).
- **Schizophrenie in Akutphasen** (floride Symptomatik, deutliche Desorganisation, akutes paranoides Bedrohungserleben). Hier gilt ebenfalls: erst Akutbehandlung und Stabilisierung, dann ggf. spätere bewegungsorientierte Angebote in klar strukturierter Form (DGPPN 2019).
- **Floride manische Episode** (z.B. stark gesteigerter Antrieb, Enthemmung, Risiko- und Grenzüberschreitung, massiv vermindertes Krankheitsgefühl). Aktivierende Settings können die Symptomatik verstärken, daher ist zunächst eine psychiatrische Stabilisierung erforderlich (DGPPN 2019).
- **Akute Fremdgefährdung** (oder eine Konstellation, in der Gewaltbereitschaft bzw. Enthemmung aktuell nicht zuverlässig steuerbar sind).

- **Schwere Impulsdurchbrüche oder schwere Selbstverletzung ohne begleitende Behandlung** bzw. ohne tragfähige Stabilisierung und klares Sicherheitsnetz. Auch hier gilt: erst Diagnostik, Stabilisierung und Behandlungskonzept, dann ggf. später und sehr strukturiert ergänzende (Bewegungs) Therapien.
- **Instabile Dissoziation** (schwer steuerbare dissoziative Einbrüche, häufige fehlende Orientierung im Hier und Jetzt, hohe Retraumatisierungsgefahr durch bestehenden Täterkontakt). Bei instabiler Dissoziation ist die Aktivierung durch Boxen im Regelfall zu riskant; zunächst braucht es Stabilisierung, Skills und ggf. traumatherapeutische Behandlung im engeren Sinn.

Bei Vorliegen einer absoluten Kontraindikation wird auch nicht „angepasst“ geboxt, sondern das Angebot pausiert und die Person wird in die passende medizinische bzw. psychotherapeutische Versorgung übergeleitet (DGPPN 2019).

4.3.2 Bestimmte somatische Beschwerden

Therapeutisches Boxen ist ebenfalls kontraindiziert, wenn das körperliche Risiko durch Belastung, Stoß- und Schlagbewegungen oder bestehende Verletzungen zu hoch ist. Hier gilt: zuerst medizinische Abklärung, dann ggf. später ein individuell angepasstes Bewegungsangebot.

- **Schwere Herz-Kreislauf-Instabilität** bzw. **akute kardiale Zustände**, bei denen Belastung medizinisch kontraindiziert ist (Fletcher et al. 2013).
- Akute Verletzungen (insbesondere an den für Boxbewegungen relevanten Körperteilen). Mösch (2015) nennt als Kontraindikationen unter anderem Verletzungen an Schulter-, Ellenbogen- und Handgelenken oder Fingern und Schnittwunden an Händen oder Armen.
- **Schwere Gelenkerkrankungen** (v.a. wenn Stabilität und Belastbarkeit nicht gegeben sind oder akute Entzündungsphasen vorliegen): Boxbewegungen können Schmerzen verstärken und Überbelastungen begünstigen; hier braucht es ärztliche und/oder physiotherapeutische Klärung und ggf. alternative, gelenkschonende Interventionen.

5 Womit wir arbeiten: Methodik und Setting

Therapeutisches Boxen ist mehr als das Vermitteln von Boxtechnik. Es ist ein strukturierter, beziehungsorientierter Prozess, in dem Bewegung, Wahrnehmung und Reflexion miteinander verbunden werden. Nicht nur die therapeutische Haltung, sondern auch die konkreten Methoden und das Setting entscheiden darüber, ob körperliche und emotionale Aktivierung regulierend wirkt oder überfordert. Sicherheit, Transparenz und eine klare Struktur sind daher keine Nebenaspekte, sondern grundlegende Voraussetzungen.

Wenn wir mit unseren Klient:innen das erste Mal boxen, beginnen wir mit den Basics: Wir klären, ob jemand Links- oder Rechtshänder ist, erarbeiten den sicheren Stand, unterscheiden zwischen Führhand („Ich schütze mich“) und Schlaghand und richten die Aufmerksamkeit auf die Atmung. Diese Elemente bilden das Fundament für alle weiteren Übungen.

Bevor am Gerät gearbeitet wird, üben wir die Schlag- und Bewegungsabläufe im Schattenboxen, also ohne Gerät. Die Person boxt in die Luft, frei im Raum. Diese Form reduziert äußere Reize und gibt Sicherheit in den Basics. Bewegungen können ausprobiert werden, ohne dass ein Widerstand zurückkommt. Das ermöglicht es, ein erstes Gespür für die Verbindung von Rhythmus, Koordination und Atemführung zu erhalten.

Im therapeutischen Boxen steht dabei nicht die technische Perfektion im Vordergrund, sondern das individuelle Erleben der Klient:innen.

Hilfreiche Fragen können sein:

- Wie fühlt sich mein Körper an?
- Wie reagiere ich auf Aktivierung?
- Kann ich Spannung aufbauen und wieder reduzieren?

Wichtig ist, Übungen so anzuleiten, dass diese das Sicherheitserleben, die Selbstwahrnehmung und die Handlungsfähigkeit der Klient:innen fördern.

5.1 Der sichere Stand als Grundlage

Zu Beginn erlernen Klient:innen die Ausgangsposition: Sie stehen locker, die Füße hüftbreit. Der Fokus liegt zunächst auf dem Spüren, wie die Füße den Boden berühren: Wie verteilt sich das Gewicht? Wo ist Druck spürbar? Gibt es Unterschiede zwischen rechter und linker Seite?

Aufwärmübungen werden ressourcenorientiert durchgeführt. Es soll ein tragfähiges Körpergefühl aufgebaut werden, damit Klient:innen selbst geschaffene Sicherheit erfahren. Durch den sicheren Stand kann und soll das Gefühl erarbeitet werden, auch in schwierigen Situationen mit beiden Beinen fest auf dem Boden zu stehen und die Kontrolle zu behalten. Der Stand wird so zu einer körperlich erfahrbaren Metapher für Stabilität.

Die Füße stehen zunächst parallel und etwas enger als schulterbreit nebeneinander. Bei Rechtshänder:innen dreht sich zuerst der rechte Fuß nach außen und dann wieder leicht nach innen, bei Linkshänder:innen entsprechend der linke Fuß. Die Füße stehen leicht versetzt zueinander. Dadurch entsteht Stabilität nach vorn und hinten. Druck, der von vorn oder hinten kommt, kann ausgeglichen werden.

Um dies erfahrbar zu machen, nimmt der Boxtherapeut eine Schwimmnudel und hält diese verkürzt. Durch leichten Druck auf die linke und rechte Schulter der Klient:innen wird getestet, wie stabil der Stand ist. Der Druck bleibt kontrolliert und vorhersehbar. Ziel ist nicht, jemanden aus dem Gleichgewicht zu bringen, sondern die Erfahrung von flexibler Stabilität bewusst zu machen. Diese Übung bietet Raum für Reflexion:

- „Wo könnten Sie den sicheren Stand im Alltag gut gebrauchen?"
- „Wo haben Sie im Alltag das Gefühl, dass der Boden unter Ihren Füßen weggezogen wird?"
- „Haben Sie im Alltag oft das Gefühl, keinen Halt zu haben? Wenn ja, in welchen Situationen?"

Der sichere Stand sollte stets zu Beginn des therapeutischen Boxens erarbeitet und in den verschiedenen Übungen immer wieder gefestigt werden, damit Klient:innen im Alltag schneller darauf zurückgreifen können (siehe Kapitel 2.4 zur Neuroplastizität). Wiederholung unterstützt die Verankerung neuer Muster.

Dann beginnen wir am Wandschlagkissen. Klient:innen schlagen zunächst nach Gefühl auf das Kissen und bekommen ein erstes Gespür für das Material und ihre eigene Schlagkraft. Wir achten dabei auf den sicheren Stand, die Führhand und die Atmung. Viele Klient:innen vergessen die schützende Hand. Diese hängt dann häufig am Körper herunter, statt vor dem Gesicht platziert zu werden. Hier kann die Assoziation „Ich schütze mich" eingeführt werden. Dieses Bild wird nicht nur technisch verstanden, sondern als übertragbare Haltung: Selbstschutz ist erlaubt und notwendig.

Mit den ersten Schlägen zeigt sich häufig, wie viel Kraft in einer Person steckt und ob diese Kraft gebremst oder übersteuert ist. Manche schlagen sehr vorsichtig, andere mit großer Intensität. Intensive Schläge können Ausdruck von Wut sein, sie können aber auch das gute Gefühl spiegeln, die eigene Kraft zu spüren. Vorsichtige Schläge können auf Unsicherheit oder übermäßige Kontrolle hinweisen. Entscheidend ist aber nicht die Bewertung, sondern das gemeinsame Wahrnehmen und In-Bezug-Setzen zum Alltag.

Der sichere Stand bleibt dabei die Basis. Er wird immer wieder überprüft und neu eingenommen. So entsteht ein körperlicher Anker, auf den Klient:innen im therapeutischen Prozess und im Alltag zurückgreifen können.

5.2 Grundtechniken des Boxens

Aus dem sicheren Stand heraus entwickeln sich alle weiteren Bewegungen. Entscheidend ist dabei nicht Kraft, sondern Klarheit und Kontrolle. Jede Schlagbewegung beginnt im Stand und endet wieder im Stand. Bewegung und Rückkehr gehören untrennbar zusammen.

5.2.1 Gerader Schlag (Jab/Cross)

Der gerade Schlag ist die einfachste und klarste Bewegung im therapeutischen Boxen. Der Arm wird aus dem sicheren Stand nach vorn geführt, streckt sich kontrolliert in Richtung Ziel und kehrt unmittelbar in die Ausgangsposition zurück. Die Bewegung ist klar, geradlinig und zeitlich begrenzt.

Wichtig ist dabei:

- Die Schulter bleibt locker.
- Der Arm wird nicht durchgedrückt.
- Die Bewegung endet bewusst, sie läuft nicht aus.

Therapeutisch bedeutet das: Ein Impuls wird gesetzt und wieder beendet. Die Klient:innen erleben, dass sie eine Handlung beginnen und selbstständig stoppen können. Diese Struktur ist besonders hilfreich bei Menschen mit Impulsdurchbrüchen oder Kontrollverlustängsten. Durch die bewusste Steuerung von Handlungen wird nicht nur Bewegung, sondern auch Emotionsregulation trainiert (Gross 1998). Auch die Rückkehr in den Selbstschutz (die Deckung) ist wesentlich.

5.2.2 Haken

Der Haken ist eine seitliche Bewegung. Der Arm wird angewinkelt geführt, während sich der Oberkörper leicht mitdreht. Die Kraft entsteht nicht aus dem Arm allein, sondern vor allem aus der Körpermitte.

Wichtig ist:

- Die Drehbewegung bleibt klein und kontrolliert.
- Der Blick bleibt nach vorn gerichtet.
- Nach dem Schlag erfolgt wieder die Rückkehr in die Ausgangsposition.

Therapeutisch steht hier nicht die Technik im Vordergrund, sondern das Erleben von Beweglichkeit und dosierter Kraft. Die Kombination aus Rotation und Rückführung fördert Körperwahrnehmung, Koordination und die Wahrnehmung von Spannung und Entspannung im Wechsel.

5.2.3 Einfache Schlagserien

Sobald einzelne Bewegungen sicher ausgeführt werden, können sie zu kurzen Schlagfolgen verbunden werden. Einfache Schlagserien bestehen aus kurzen, überschaubaren Kombinationen wie:

- links – rechts
- links – rechts – links
- drei Schläge – Pause

Diese Folgen bleiben bewusst überschaubar. Sie werden in ruhigem Tempo eingeführt und klar begrenzt. Ziel ist nicht Tempo oder Ausdauer, sondern Rhythmus und Struktur. Durch die klare Abfolge von Bewegung und Pause lernen die Klient:innen:

- Spannung aufzubauen,
- Spannung wieder zu lösen,
- Impulse zu dosieren,
- und in einen stabilen Zustand zurückzukehren.

Gerade die Pause ist ein zentraler Bestandteil der Übung. Sie markiert das Ende der Handlung und unterstützt die Selbstregulation.

5.2.4 Rückführung und Deckung

Nach jedem Schlag kehren die Hände in die schützende Ausgangsposition zurück. Diese Rückkehr ist kein Nebeneffekt, sondern ein wesentlicher Teil der Übung. Sie vermittelt:

- Selbstschutz ist erlaubt.
- Aktivität und Schutz schließen sich nicht aus.
- Nach jeder Aktion folgt Stabilisierung.

Die beschriebenen Bewegungen können zunächst ohne Hilfsmittel im Raum geübt werden. Um die Wahrnehmung zu schärfen und die Bewegungen mit einem klaren Ziel zu verbinden, kommen im therapeutischen Boxen unterschiedliche Materialien zum Einsatz. Es finden – im Unterschied zum Sportboxen – zu keinem Zeitpunkt Treffer Richtung Kopf oder Körper einer anderen Person statt.

5.3 Materialien

Um therapeutisch zu boxen, ist es wesentlich, geeignetes Material zu verwenden. Die Materialien beeinflussen, wie intensiv gearbeitet wird und wie stark der eigene Körper gespürt wird. Ein wichtiger Grundsatz ist dabei: **Sicherheit geht immer vor Intensität**. Beschädigte oder zerrissene Materialien werden nicht verwendet. Gepflegte Materialien sind nicht nur ein Sicherheitsaspekt, sondern auch ein Zeichen von Wertschätzung der Klient:innen. Der Raum und das Material vermitteln: Hier ist ein sicherer Ort, an dem achtsam gearbeitet wird.

Auf den folgenden Seiten stellen wir verschiedene Materialien vor, die wir verwenden. Neben Bandagen und Sandsackhandschuhen arbeiten wir je nach Zielsetzung und Setting mit:

- Doppelendball
- Handpratzen
- Schwimmnudeln
- Wandschlagkissen
- klassischem Boxsack

Die Materialien unterscheiden sich vor allem darin,

- wie viel Distanz sie ermöglichen,
- wie stark der Widerstand ist,
- wie schnell eine Rückmeldung erfolgt,
- wie viel Koordination erforderlich ist.

Diese Unterschiede nutzen wir bewusst. Ein Doppelendball reagiert unmittelbar und kommt zurück. Pratzenarbeit bedeutet Nähe und interpersonelle Abstimmung. Schwimmnudeln schaffen mehr Abstand und wirken oft weniger bedrohlich. Ein Wandschlagkissen bietet klaren Widerstand ohne bewegliche Dynamik. Wir wählen das Material nicht nach sportlicher Logik aus, sondern nach therapeutischer Fragestellung: Braucht ein:e Klient:in gerade mehr Stabilität, mehr Abstand, mehr Struktur oder mehr Rhythmus?

5.3.1 Bandagen und Sandsackhandschuhe

Im therapeutischen Boxen arbeiten wir grundsätzlich mit Bandagen und Sandsackhandschuhen. Die Bandagen stabilisieren die Hand- und Fingergelenke und schützen vor Überbelastung. Gleichzeitig ist das gemeinsame Wickeln der Bandagen ein schönes Ritual und ein erster ruhiger Einstieg in die Stunde. Es schafft Struktur und Verbindung und hilft, vom Alltag in die therapeutische Arbeit zu wechseln. Das Bandagieren gibt ein Gefühl der Sicherheit („Ich schütze mich und sorge gut für mich“).

Unsere Klient:innen suchen sich die Bandagen nach ihren Lieblingsfarben aus. Auch schon beim Bandagieren können wir unsere Klient:innen beobachten: Eine Person kommt möglicherweise mit dem Wickeln durcheinander und verliert die Geduld, wird vielleicht sogar wütend. Dann ist der bzw. Boxtherapeut:in gefragt, die Emotionen zu halten und einfühlsam einen Bezug zu alltäglichen Herangehensweisen herzustellen.

Nach dem Bandagieren wählen wir die Boxhandschuhe nach Größe aus. Mit dem Bandagieren und dem Anziehen der Boxhandschuhe beobachten wir sehr häufig auch eine Veränderung in der Körperhaltung: Die Klient:innen stehen aufrechter und selbstbewusster, die Augen strahlen. Allein das Tragen der Sicherheitsmaterialien gibt ein Gefühl von Sicherheit und Stärke. Bei dieser Gelegenheit informieren wir unsere Klient:innen darüber, dass die Boxkenntnisse nur in unseren Räumen und nicht im Alltag eingesetzt werden.

Es wird klar vermittelt, dass therapeutisches Boxen der inneren Stabilisierung dient und nicht der Anwendung in realen Konfliktsituationen.

Wir verwenden bewusst Sandsackhandschuhe, weil sie weniger gepolstert sind als klassische Sparringhandschuhe. Dadurch wird der Widerstand direkter spürbar.

Viele Klient:innen nehmen ihren Schlag, den Kontakt zum Material und somit auch ihre Kraft dadurch klarer wahr. In der Arbeit mit Menschen, die Schwierigkeiten haben, sich selbst zu spüren, oder die zu selbstverletzendem Verhalten neigen (nicht suizidales selbstverletzendes Verhalten), kann dieses direktere Körperfeedback hilfreich sein, um Anspannung und Druck abzubauen.

Warme, zu weiche Materialien sind in der Regel nicht für Borderline-Patient:innen geeignet. Das bedeutet jedoch nicht, dass automatisch intensiver gearbeitet wird. Im Gegenteil: Gerade hier sind klare Regeln, Mäßigkeit und kontinuierliche Begleitung besonders wichtig.

5.3.2 Wandschlagkissen und Boxsack

Am Wandschlagkissen können u. a. die Schlagkraft und die Körperkontrolle verbessert werden. Die Auge-Hand-Koordination wird trainiert, was wiederum die Zusammenarbeit der Hemisphären stimuliert. Durch den klaren Widerstand des fest installierten Kissens entsteht eine unmittelbare Rückmeldung über Kraftdosierung, Standfestigkeit und Körperspannung. Gleichzeitig bietet das Material einen stabilen, berechenbaren Gegenpol – im Unterschied zu beweglichen Geräten wie dem Doppelendball. Dies kann insbesondere bei Klient:innen hilfreich sein, die von klaren Strukturen und Vorhersehbarkeit profitieren.

Bisher unterdrückte emotionale Impulse können hier in einem sicheren Rahmen kanalisiert, ausgedrückt und anschließend reflektiert werden. Die Arbeit am Wandschlagkissen kann daher in der Traumatherapie, im Anti-Aggressionstraining und in der Angsttherapie hervorragend begleitend eingesetzt werden. Entscheidend ist, dass Intensität und Tempo stets an das individuelle Regulationsniveau angepasst werden.

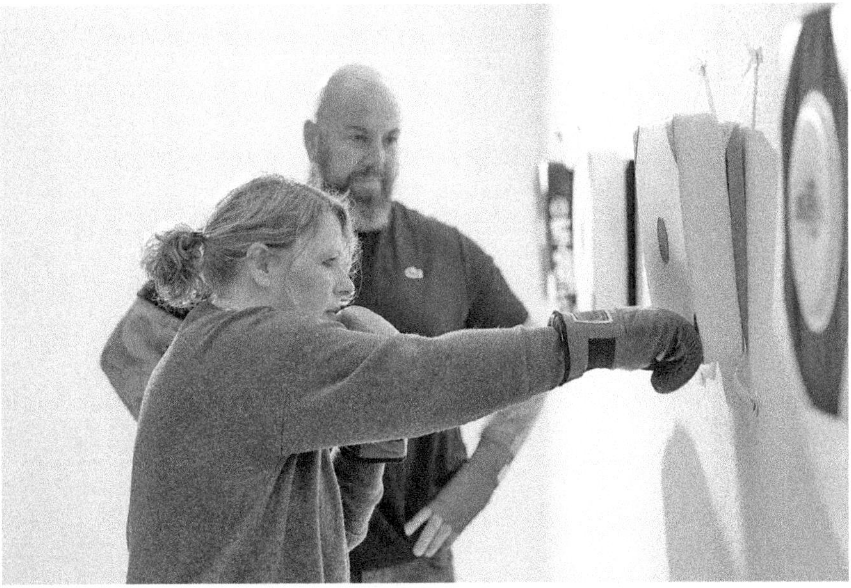

Abb. 1: Training am Wandschlagkissen

BEISPIEL

Fallbeispiel: Boxen bei sozialer Ängstlichkeit

Eine Klientin mit ausgeprägter sozialer Angst beschreibt, dass sie in Konfliktsituationen innerlich erstarrt und kaum in der Lage ist, ihre Bedürfnisse zu äußern. Im Setting mit dem Wandschlagkissen wird zunächst nur der Stand geübt. Die Klientin soll wahrnehmen, wie sich ihre Füße am Boden anfühlen und wie viel Druck sie gegen das Kissen geben möchte.
Zu Beginn schlägt sie sehr vorsichtig und zieht die Hand sofort wieder zurück. Im anschließenden Gespräch wird deutlich, dass sie Angst hat, „zu viel" zu sein oder jemanden zu verletzen. In einer nächsten Sequenz wird vereinbart, den Schlag minimal deutlicher auszuführen und die Ausatmung bewusst zu verlängern. Nach einigen Wiederholungen beschreibt die Klientin ein Gefühl von mehr Präsenz und Klarheit.
Das Ziel ist, die Erfahrung zu ermöglichen, dass emotionale und körperliche Aktivierung regulierbar sind. Die Klientin erlebt, dass sie Kraft einsetzen kann, ohne die Kontrolle zu verlieren. Diese Erfahrung wird anschließend auf Alltagssituationen übertragen, etwa auf das klare Aussprechen einer Grenze im beruflichen Kontext.

5.3.3 Doppelendball

Der Doppelendball ist ein zwischen Boden und Decke gespanntes Schlaggerät. Er wird an einem Deckenhaken und z. B. an einem Ankerkissen elastisch befestigt. Deshalb reagiert er unmittelbar auf jeden Schlag und schwingt jedes Mal in beide Richtungen. Im Unterschied zum Boxsack bietet der Doppelendball keinen stabilen Widerstand, und genau diese Eigenschaft macht ihn im therapeutischen Setting wertvoll. Er ist beweglich, unvorhersehbarer und verlangt kontinuierliche Aufmerksamkeit. Wer schlägt, muss sofort wieder reagieren, wodurch ein hohes Maß an Präsenz im Hier und Jetzt entsteht. Dies verbessert das Gefühl für das richtige Timing. Auch können verschiedene Schlagtechniken geübt werden oder die Klient:innen gehen beim Schlagen um den Ball herum und lernen dadurch, sich zu bewegen und zu positionieren.

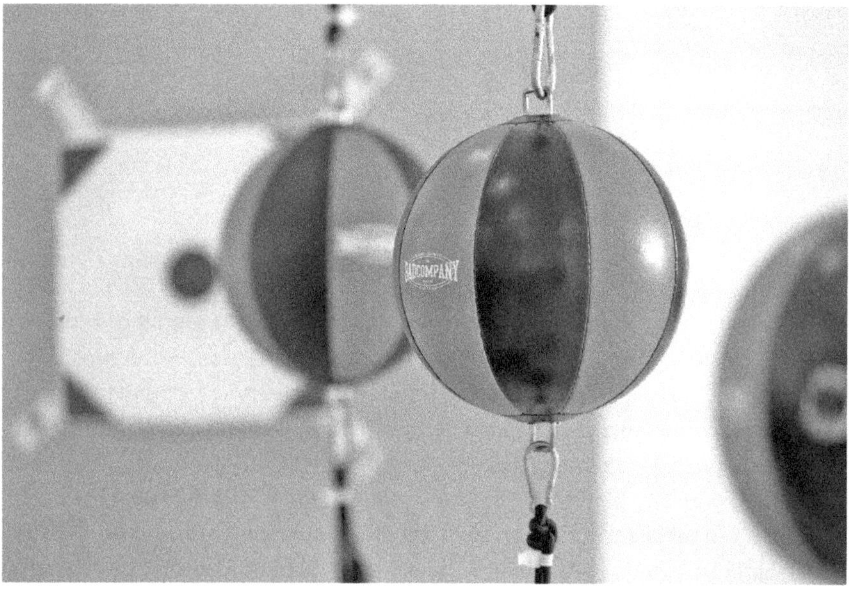

Abb. 2: Doppelendbälle

Das abwechselnde Schlagen mit rechter und linker Hand erfordert Konzentration und eine kontinuierliche Abstimmung von Armbewegung und visueller Wahrnehmung (bilaterale Stimulation). Viele Klient:innen berichten, dass sich gedankliches Kreisen währenddessen reduziert und sie sich danach klarer und fokussierter fühlen.

Zunächst gilt es, den richtigen Abstand zum Ball zu finden. Wenn wir am Doppelendball arbeiten, sind auch hier – wie immer beim Boxen – der richtige Stand und der Schutz (Führhand) wichtig. Der Klient steht am Ball und versucht (wie beim Wandschlagkissen), erst einmal ein Gefühl für sein Gegenüber – den Ball – zu bekommen. Er geht dazu über, sanft auf den Ball zu schlagen, dieser sollte möglichst in der Geraden schwingen und nicht hin- und herpendeln.

Die Arbeit am Ball eignet sich hervorragend bei Krankheitsbildern wie Depressionen, Borderline bzw. bei Impulskontrollproblematik, aber auch für Demenzpatient:innen. Ruhiges Schlagen holt aus dem Gedankenkarussell. Auch das Thema Nähe und Distanz kann hier gut erarbeitet werden. Klient:innen mit einem mangelnden Nähe-Distanz-Gefühl haben anfangs Schwierigkeiten, die passende Distanz zum Ball zu finden. Einige stellen sich zum Beispiel direkt vor den Ball und schlagen mit voller Wucht zu. Manche schlagen sehr kraftvoll und verlieren dadurch den Rhythmus. Andere werden unsicher, wenn der Ball schnell zurückkommt. Wieder andere finden rasch einen gleichmäßigen Bewegungsfluss. Diese Beobachtungen dienen nicht der Bewertung, sondern der gemeinsamen Reflexion:

- Wie gehe ich mit schnellen Reaktionen um?
- Bleibe ich ruhig, wenn etwas Unvorhergesehenes passiert?
- Kann ich mein Tempo anpassen?

Wenn Klient:innen direkt vor dem Ball stehen und mit voller Kraft zuschlagen, kommt der Ball auch entsprechend mit voller Wucht zurück. Je näher man am Ball steht, desto sanfter schlägt man auf den Ball. Ist der Abstand zum Ball größer, kann man stärker schlagen. Die Klient:innen machen hier als Erstes die *Erfahrung: Was ich hineingebe, bekomme ich zurück.* Daher ist es wichtig, dass die Expanderseile, die an den Bällen befestigt sind, nicht zu straff sind. Je straffer das Seil, desto schneller schwingt der Ball. Ein zu schnelles Schwingen kann insbesondere für depressive Klient:innen überfordernd sein.

Wichtig ist auch die Atmung: Mit jedem Schlag atmen wir aus. Wer zu stark oder zu hastig schlägt, verliert die Kontrolle über die Situation. Wer dagegen mäßig und im Rhythmus bleibt, erlebt unmittelbar, dass weniger oft mehr ist. Diese Erfahrung kann mit Verhaltensmustern im Alltag in Beziehung gesetzt werden, insbesondere bei Menschen mit Impulsdurchbrüchen oder ausgeprägter innerer Unruhe. In der Partner:innenübung ist durch das gemeinsame Boxen eine direkte Rückmeldung möglich, z. B., ob beide Personen mit gleicher Härte und Geschwindigkeit boxen.

Auffällig ist, dass einige unserer Klient:innen es nicht schaffen, über einen längeren Zeitraum ruhig auf den Ball einzuschlagen. Sie halten nur wenige ruhige Schläge aus und fangen dann an, mit voller Wucht auf den Ball zu schlagen. Diese kann in biografischen Erlebnissen, aktueller Stressbelastung, aber auch genetischen Einflüssen begründet sein. Bei einer mangelnden Impulskontrolle denken die meisten erst einmal an nicht kontrollierbare Wutausbrüche. Aber auch Essstörungen, selbstverletzendes Verhalten wie z. B. sich schneiden oder nicht kontrollierbarer Drogenkonsum gehören dazu. Die genannten Problembereiche sollten in jedem Fall psychotherapeutisch behandelt werden, das therapeutische Boxen kann aber eine hervorragende Begleitung sein.

Im traumatherapeutischen Kontext ist Vorsicht mit dem Doppelendball geboten. Die schnelle Rückbewegung des Balls und die Nähe zum Gesicht können bei einzelnen Personen Irritationen auslösen oder sogar triggern. Hier ist eine sehr behutsame Einführung notwendig, gegebenenfalls mit größerem Abstand oder zunächst verlangsamten Bewegungsabfolgen. Beim Doppelendball kann z. B. mit folgenden Fragen gearbeitet werden:

- „Was ist das für ein Gefühl, wenn der Ball wieder zurückschwingt und auf Sie zukommmt?“
- „Wo in Ihrem Körper spüren Sie dieses Gefühl?“

Es gibt viele verschiedene Übungen am Doppelendball (Beispiele dazu siehe Kapitel 6). Eins haben alle Übungen gemeinsam: Das Boxen am Ball sorgt oft dafür, dass äußere Reize kaum wahrgenommen werden und der Spaßfaktor steigt. Dies hat einen großen Mehrwert.

5.3.4 Boxpratzen

Pratzen sind Schlagpolster, die von der boxtherapeutischen Fachkraft an den Händen getragen werden. Sie dienen als bewegliches Ziel für die Schläge der Klient:innen. Im Unterschied zum Boxsack sind sie nicht fest installiert, sondern reagieren flexibel auf Tempo, Richtung und Intensität. Das Pratzentraining ist daher eine effektive Methode, um Boxtechniken, Kombinationen und Reaktionen zu üben. Unter anderem können die Schlagtechnik und die Fußarbeit verbessert werden. Auch hier arbeiten beide Körperseiten und Gehirnhälften durch das Überkreuz-Schlagen zusammen. Im therapeutischen Setting steht jedoch nicht die technische Perfektion, sondern das gemeinsame Arbeiten im Vordergrund.

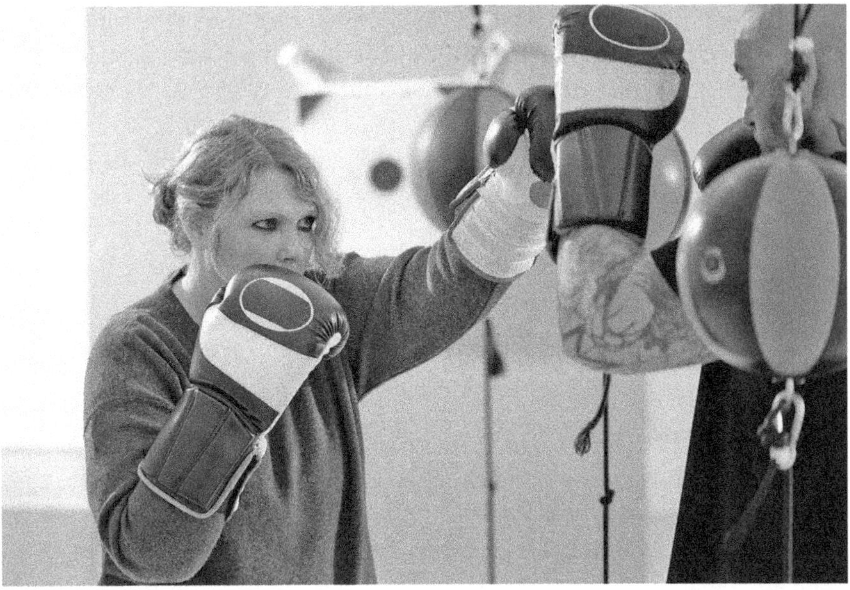

Abb. 3: Pratzentraining

Beim Schlagen auf die Pratzen richtet sich die Aufmerksamkeit auf die Anweisungen des Boxcoaches. Dadurch werden Konzentration und Reaktionsfähigkeit geschult. Gleichzeitig wird die Fähigkeit geschult, Impulse zu steuern und auf äußere Signale abgestimmt zu reagieren. Da unsere Klient:innen in der Regel keine Erfahrung im Boxsport haben, sollte hier anfangs mit langsameren, kontrollierten Bewegungen begonnen werden. Überforderung oder ein zu hohes Tempo können Unsicherheit verstärken und therapeutischen Zielen entgegenwirken. Der Boxtherapeut sollte sich stets am Klienten orientieren und das Tempo individuell abstimmen. Kurze Pausen für ein Feedback („Wie war das gerade?") unterstützen die Integration des Erlebten. Es bietet sich an, mit festen Zeiten zu arbeiten. Dies sollte je nach Klientel individuell gestaltet werden. Klare Zeitrahmen erhöhen die Vorhersehbarkeit und damit das Sicherheitserleben.

Die Wirkung betrifft jedoch nicht nur die schlagende Person. Die Pratzenarbeit ist für beide Parteien – Pratzenhalter und ausführende Person – anspruchsvoll, da beide gleichzeitig gefordert sind. Diese Gleichzeitigkeit macht den ko-regulativen Charakter der Übung besonders deutlich. Pratzenarbeit erfordert eine enge, aufmerksame Kooperation. Therapeut:in und Klient:in kommunizieren laufend über Blickkontakt, Körpersprache und Rhythmus. Durch die unmittelbare Rückmeldung und das gemeinsame Erleben entsteht Vertrauen, das keine Selbstverständlichkeit ist, sondern sich über wiederholte, verlässliche Erfahrungen entwickelt und dabei hilft, Hemmungen abzubauen und emotionale Sicherheit zu fördern.

Pratzenarbeit ist daher nicht nur Technik, sondern immer auch ein aktiver Prozess des gemeinsamen Wahrnehmens, Abstimmens und Respektierens, also Bindungsarbeit. Gerade im Wechsel von Nähe und Distanz wird Beziehung konkret erfahrbar. Je sicherer und verlässlicher die Bindung während der Pratzenarbeit, desto besser sind Motivation und Lernerfolg. Für Menschen mit Bindungsverletzungen kann diese Arbeitsform neue, positivere Beziehungserfahrungen ermöglichen.

Vom Ablauf her gehen Boxtherapeut:in und Klient:in zunächst in den sicheren Stand. Dann sollte eine Distanz gefunden werden, aus der die Klient:innen die Pratzen gut treffen können, ohne den sicheren Stand zu verlieren. Der sichere Stand wird dabei regelmäßig überprüft und gegebenenfalls korrigiert, bevor neue Kombinationen eingeführt werden. Wichtig ist dabei ein leichter Gegendruck, das bedeutet, dass die haltende Person der Schlagbewegung minimal entgegengeht. Dadurch wird der Aufprall abgefedert, das Handgelenk stabilisiert und das Verletzungsrisiko reduziert. Gleichzeitig entsteht ein klareres Körperfeedback für die schlagende Person.

Das Arbeiten mit Pratzen kann sowohl in der Einzel- als auch in der Gruppenarbeit genutzt werden. In der Gruppenarbeit können durch das Wechseln der Übungspartner Impulse gesetzt werden. Dies fördert Flexibilität, soziale Anpassungsfähigkeit und die Fähigkeit, sich auf unterschiedliche Beziehungssituationen einzustellen.

In der Pratzenarbeit stehen wir uns mit einem kurzen Abstand gegenüber. Der geringe Abstand und das Schlagen auf die Pratze lösen bei einigen Klient:innen Unbehagen aus. Hier zeigen sich häufig Hemmungen bzgl. der Nähe und die Befürchtung, den Boxtherapeuten zu verletzen. In diesem Fall eignen sich Schwimmnudeln besser: Der Abstand zueinander wird verdoppelt, die Gefahr einer Verletzung ist nicht gegeben. Durch die Schwimmnudel wird zudem ein Ziel geboten, das nicht mit einem Körperteil verbunden wird.

5.3.5 Schwimmnudeln

Gerade zu Beginn des therapeutischen Boxens eignen sich Schwimmnudeln hervorragend. Sie wirken weniger bedrohlich als Pratzen und werden von vielen nicht mit dem Boxsport in Verbindung gebracht, obwohl Schwimmnudeln im Boxsport ein gängiges Trainingsmaterial sind. Gerade im Erstkontakt mit körperorientierter Arbeit kann dies Hemmschwellen reduzieren und ein spielerisches, neugieriges Erkunden ermöglichen. Auch wird deutlich gelenk- und sehnenschonender gearbeitet. Die Schwimmnudel fängt den Druck komplett ab und ermöglicht dadurch, gemeinsam zu Boxen – auch bei großen Gewichtsunterschieden.

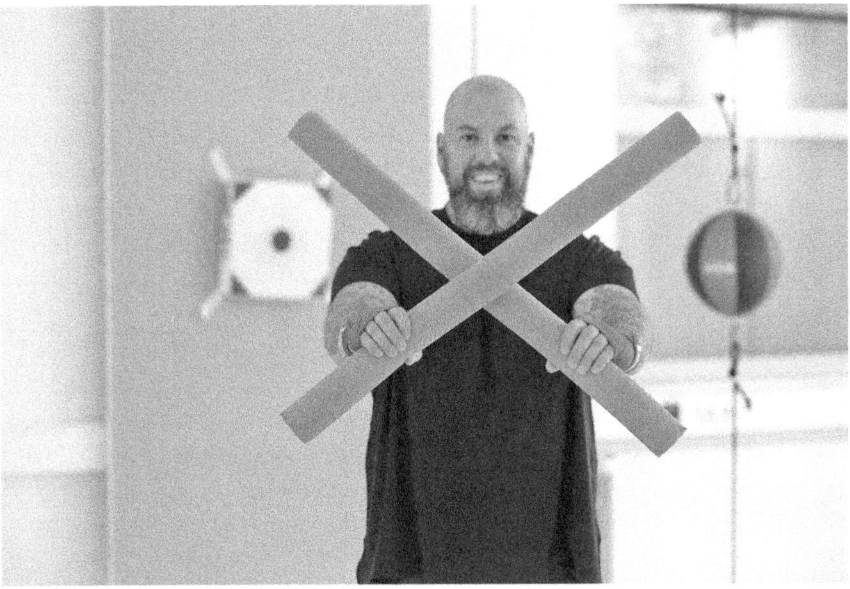

Abb. 4: Trainingsmaterial Schwimmnudeln

Schwimmnudeln schaffen mehr Distanz, wodurch der eigene Raum besser gesichert ist. Diese Distanz kann insbesondere für Klient:innen mit erhöhter Wachsamkeit oder unsicherem Nähe-Distanz-Erleben entlastend wirken. Über die Länge der Nudel bleibt eine klare Führungs- und Steuerungsmöglichkeit erhalten. Auch kann sich der Boxtherapeut schnell ein Bild von den Klient:innen machen:

- Wie ist das Körpergefühl der Person? Wie schätzt sie die Härte der Treffer ein?
- Wie wird Abstand reguliert?
- Wie reagiert die Person auf Annäherung und Bewegung im eigenen Raum?

Bei den ersten Treffern sollte darauf geachtet werden, die Schwimmnudel von unten nach oben zu führen. Eine solche Bewegungsführung wirkt häufig weniger konfrontativ als horizontale oder direkt auf den Oberkörper gerichtete Impulse und kann dadurch als weniger bedrohlich erlebt werden.

Es ist wichtig, nach den ersten Treffern zu erfragen, welche Gefühle in welcher Intensität entstanden sind und wie der Knall wahrgenommen wurde. Hier bieten sich offene Fragen an, etwa:

- „Wie war das gerade für Sie?"
- „Wo im Körper haben Sie die Bewegung oder das Geräusch gespürt?"

Das hörbare Geräusch kann als unmittelbare Rückmeldung erlebt werden („Ich bewirke etwas"). Vorausgesetzt, dass das Knallen nicht triggernd wirkt, kann diese Erfahrung von Wirksamkeit insbesondere bei Menschen mit geringem Selbstwert positiv korrigierend wirken, weil Kraft sichtbar und hörbar wird. Das Knallen der Schwimmnudeln kann den Spaßfaktor anheben, was zusätzlich motivierend wirkt.

Gleichzeitig ist stets zu prüfen, ob das Geräusch bei einzelnen Personen Erinnerungen oder Stressreaktionen auslöst. In solchen Fällen ist die Intensität zu reduzieren oder auf leisere Bewegungsformen auszuweichen. Gerade im traumatherapeutischen Kontext empfiehlt es sich, zunächst mit geringer Intensität zu beginnen und die Lautstärke schrittweise zu steigern – nur so weit, wie es für die Klient:innen regulierbar bleibt.

!

Triggergefahr durch das Material an sich

Zu Beginn einer Zusammenarbeit sollte eine Auseinandersetzung mit dem Material erfolgen. Sowohl Pratzen als auch Schwimmnudeln können triggern. Schnelle Bewegungen, Geräusche oder das plötzliche Eindringen in den persönlichen Raum können – insbesondere bei Menschen mit traumatischen Vorerfahrungen – Erinnerungsfragmente oder vegetative Stressreaktionen aktivieren. Deshalb sollte in der Arbeit mit Pratzen und Schwimmnudeln ein **Codewort** erarbeitet werden, das eine klare Grenze signalisiert und sofortiges Aufhören zur Folge hat. So kann therapeutisch schnell reagiert werden.

Auch bei der Arbeit mit impulsiven Klient:innen eignen sich Schwimmnudeln. Durch die kleinere Fläche ist man gezwungen, das Gerät kontrolliert einzusetzen, statt wild um sich zu schlagen – wenn es eine Wirkung haben soll. Die begrenzte Trefferfläche erfordert gezielte Koordination, Blickfokus und dosierte Kraftentwicklung. Das Ziel ist, stets einen sauberen Treffer zu landen, was nur gelingt, wenn mit Körpergefühl und Achtsamkeit gearbeitet wird. Damit wird deutlich: Es geht nicht um das ungebremste Ausagieren von Impulsen, sondern um deren bewusste Steuerung.

5.4 Beispielablauf einer Sitzung

Der konkrete Ablauf einer Einheit im therapeutischen Boxen folgt keiner starren sportlichen Trainingslogik, sondern orientiert sich am aktuellen Befinden, am Regulationsniveau und an den therapeutischen Zielsetzungen der Klient:innen. Dennoch hat sich in der Praxis eine klare Struktur bewährt. Dies schafft Vorhersehbarkeit und Sicherheit – beides zentrale Voraussetzungen für körperorientiertes Arbeiten. Im Folgenden wird ein möglicher Ablauf dargestellt.

5.4.1 Selbstreflexion und Einstiegsphase

Rituale geben Halt und Orientierung. Einstiegsreflexionen können als ritualisierter Ablauf verstanden werden. Klient:innen bekommen so die Möglichkeit, in Ruhe anzukommen und ihr inneres Erleben wahrzunehmen, bevor die körperliche Aktivierung beginnt. Eine anleitende Frage zu Beginn kann sein: „Welche belastenden Gedanken oder Gefühle möchte ich heute reflektieren?“ Gefühlsabfragen und Einstiegsreflexionen helfen, einen Zugang zu den Klient:innen zu schaffen. In unserer Praxis arbeiten wir beispielsweise gern mit der **Landkarte der Befindlichkeiten** von *Coachingcard* (Klein-Nikolaidis, o.J.). Solche Instrumente strukturieren das Gespräch und erleichtern es, Gefühle differenziert zu benennen.

Boxtherapeut:innen wirken in dieser Phase unterstützend durch aktive, zugewandte Kommunikation. Es geht darum, eine Atmosphäre zu schaffen, in der emotionale Offenheit möglich ist. Klient:innen sollen erleben, dass Gefühle benannt werden dürfen und nicht bewertet werden. Als Box-Coach bzw. Boxtherapeut:in ist es wichtig, Klient:innen zu stärken, insbesondere in der Überwindung der Versagensangst oder der Scham.

5.4.2 Aufwärmphase

Nach der Befindlichkeitsabfrage folgt ein kurzes, klar strukturiertes Aufwärmen. Diese Phase dient nicht der Leistungssteigerung, sondern der Aktivierung innerhalb eines regulierbaren Rahmens. Wichtig ist, Klient:innen nicht gleich mit komplexen Bewegungsabläufen oder stark konditionellen Übungen wie Seilspringen zu überfordern. Stattdessen stehen einfache Bewegungen im Vordergrund. Wichtig sind:

- **klare Struktur:** überschaubare, wiederholbare Bewegungen, die einfach zu koordinieren sind.
- **Rhythmus und Atmung:** Die Atmung wird von Beginn an bewusst einbezogen.
- **Ressourcenorientierung:** Übungen sollen Sicherheit und Kontrolle vermitteln, nicht Leistungsdruck erzeugen.
- **Körperwahrnehmung:** Achtsamkeit unterstützen, im Hier und Jetzt ankommen.

Das Aufwärmen schafft eine Brücke zwischen Einstieg und Boxphase. Der Körper wird vorbereitet, ohne das Stresssystem unnötig zu reizen. Beispielübungen sind:

1. **Stampf-Übung:** Durch den Raum gehen, fest aufstampfen, sodass die Schritte im ganzen Körper spürbar sind.
2. **Abklopfen des ganzen Körpers:** Wir starten mit den Armen, dem Bauch sowie den Ober- und Unterschenkeln. Bei Flashbacks klopfen die Klienten sehr fest, um sich zurückzuholen.
3. **Rudern bzw. Kreisen der Arme**, im Wechsel rechts und links sowie nach vorn und nach hinten.
4. **Übung Jäger und Hase:** Eine kombinierte Gedächtnis- und Koordinationsübung zur bilateralen Hemisphärenstimulation, die auch gut bei Flashbacks und beginnender Dissoziation genutzt werden kann, da sie die Aufmerksamkeit zurück ins Hier und Jetzt lenkt. Zwei Bewegungen werden zuvor festgelegt, zum Beispiel steht „Jäger“ für die rechte Hand, „Hase“ für die linke. Der Boxtherapeut nennt in wechselnder Reihenfolge die Begriffe, und die Klient:innen reagieren mit der jeweils zugeordneten Bewegung oder einem Schlag.
5. **Arbeit mit Bällen** (z. B. Tennisbällen, Flummis, Massagebällen oder Kautschukbällen): Dies fördert Koordination, Körpergefühl und Hemisphärenabstimmung und eignet sich nicht nur für die Aufwärmphase. Die Bälle können je

nach Klientel variiert werden. Es wird aus dem sicheren Stand geprellt. Damit der Klient sich mit dem Material vertraut machen kann, entscheidet er selbst, ob er abwechselnd oder nur mit einer Hand prellt. Er kann auch wählen, ob dies in einem fließenden Ablauf stattfindet oder der Ball zwischendurch immer wieder fest gefangen wird. Wenn das Prellen funktioniert, kann nun mit Kombinationen gearbeitet werden: rechts, rechts und links, oder durch die zugeordneten Zahlen 2, 2 und 1. Fühlt sich der Klient im Umgang mit den Bällen sicher, kann die Übung auch im Vorwärts- oder Rückwärtsgehen ausgeführt werden. Durch die Übung setzen wir aktiv Impulse in der rechten und linken Gehirnhälfte. Es wird aktiv mit dem eigenen Körpergefühl sowie der Koordination gearbeitet, wodurch wieder mehr Vertrauen in den eigenen Körper aufgebaut werden kann.

5.4.3 Boxphase

Wir starten nach den Schattenübungen immer am Wandschlagkissen. Klient:innen bekommen hier ein erstes Gefühl für das Boxen und die Materialien – *ohne* Gegenwehr. Während der Boxphase achten wir kontinuierlich auf den sicheren Stand, die Führhand („Ich schütze mich“), die Atmung und eine individuell passende Intensität.

Ein mögliches Format sind drei Sequenzen mit jeweils einer einminütigen Schlagkombination. Dabei kann mit einem inneren Bild gearbeitet werden, etwa dem „Herausboxen“ belastender Gedanken oder innerer Anspannung. Wichtig ist, dass das Bild unterstützend wirkt und nicht dramatisierend. Die Intensität wird individuell angepasst. Konkrete Übungen finden sich im Kapitel 6.

5.4.4 Atemregulation

Zwischen und nach den Sequenzen wird bewusst jeweils eine Atemübung eingebaut. Klient:innen atmen tief ein und aus. Beim Schlagen wird mit jedem Schlag ausgeatmet. Das unterstützt die Regulation und hilft, Aktivierung zu dosieren und wieder in einen ruhigeren Zustand zu überführen.

5.4.5 Reflexion nach jeder Sequenz

Nach jeder Übung gehen wir mit den Klient:innen ins Gespräch, regen die Selbstreflexion (u.a. durch W-Fragen) an und fördern die Einordnung des Erlebens mittels Psychoedukation. Leitfragen können sein:

- „Was hat sich in meinem Körper verändert?"
- „Was hat sich bei meinen Gefühlen verändert?"
- „Was in meinen Gedanken?"

Diese Phase ist zentral. Erst durch das bewusste Einordnen wird aus körperlicher Aktivierung ein therapeutischer Prozess. Klient:innen lernen, Veränderungen wahrzunehmen und zu benennen.

5.4.6 Ressourcenfokus und Stärkenbenennung

Zum Abschluss werden eigene Stärken benannt, die in der heutigen Übungsstunde deutlich wurden. Klient:innen können formulieren, was ihnen gelungen ist, beispielsweise:

- „Ich konnte meine Kraft kontrollieren."
- „Ich habe rechtzeitig aufgehört."
- „Ich habe meine Atmung im Blick behalten."

Der Fokus liegt auch hier nicht auf technischer Perfektion, sondern auf Selbststeuerung, Wahrnehmung und Handlungsfähigkeit.

Ein solcher Ablauf bietet Struktur, ohne starr zu sein. Er verbindet Gespräch, Aktivierung und therapeutische Integration. Entscheidend ist, dass sich Klient:innen am Ende der Einheit stabiler und klarer fühlen oder zumindest ihr Erleben besser verstehen als zu Beginn der Einheit.

CHECKLISTE: Auftragsklärung in der Boxtherapie

1. Rahmen & Sicherheit

- ☐ Begrüßung und Vorstellung des therapeutischen Settings
- ☐ Ablauf, Dauer und Struktur der Sitzung/en erklären
- ☐ Sicherheitsregeln besprechen (z.B. Stopp-Signal, Pausen, keine Treffer zum Kopf)
- ☐ Körperliche Voraussetzungen klären (Verletzungen, Kontraindikationen)
- ☐ Ggfs. Gemeinsames Erstellen eines Notfallkoffers

2. Anliegen & Ziele

- ☐ Was führt die Klient:innen in die Boxtherapie?
- ☐ Konkrete Ziele erfragen (z.B. Wut abbauen, Selbstvertrauen stärken, Trauma-Begleitung)
- ☐ Erwartungen an die Therapie klären (Was soll sich verändern? Was eher nicht?)
- ☐ Kurz- und langfristige Ziele schriftlich festhalten

3. Ressourcen & Grenzen

- ☐ Welche Stärken und Erfahrungen bringen die Klient:innen mit?
- ☐ Welche Belastungen oder Risiken bestehen?
- ☐ Klärung: Wie weit darf körperlich und emotional gegangen werden?
- ☐ Umgang mit Triggern oder Überforderung absprechen

4. Methoden & Vorgehen

- ☐ Bewegungs- und Boxelemente als Medium erklären
- ☐ Nonverbale Ausdrucksmöglichkeiten ansprechen
- ☐ Möglichkeiten der Reflexion (z.B. Nachgespräch, Symbolarbeit) erläutern
- ☐ Erste kleine Übung zum Kennenlernen der Boxarbeit durchführen

5. Arbeitsbündnis / Kontrakt

- ☐ Gemeinsame Vereinbarung über Zusammenarbeit treffen
- ☐ Abbruch- und Pausenregeln festlegen
- ☐ Häufigkeit & Dauer der Sitzungen abstimmen
- ☐ Zielvereinbarung dokumentieren (schriftlich oder symbolisch)

6 Wie therapeutisches Boxen praktisch umgesetzt wird: Konkrete Übungen

Therapeutisches Boxen ist kein festes Übungsprogramm, sondern ein Prozess, der individuell an die Bedürfnisse der Klient:innen angepasst wird. Die folgenden Abschnitte enthalten zentrale Übungsformen und zeigen, wie diese bei unterschiedlichen klinischen Fragestellungen eingesetzt werden können. Das Wichtigste ist: Die Übungen sollen Spaß machen, und die Klient:innen sollen sich gut aufgehoben und sicher fühlen. Jede Übung erklären und zeigen wir zuerst genau.

Sicherheitsaspekte haben stets Vorrang vor Intensität oder Dynamik. Vor dem Schlagen am Gerät wird die gerade Fauststellung des Handgelenks geübt. Knickt das Handgelenk beim Auftreffen ab, besteht ein erhebliches Verletzungsrisiko. Als Boxtherapeut:innen beobachten wir während der Übungen fortlaufend:

- Wie ist der Stand?
- Wie verändert sich die Atmung?
- Wie wird Nähe oder Distanz reguliert?
- Wie geht die Person mit Intensität um?

Zudem zeigen wir unseren Klient:innen nicht nur die Boxtechnik, sondern schauen auch, welche Probleme sich andeuten und welche Stärken unsere Klient:innen zeigen. Stärken sind Ressourcen, deren Zugang wir freilegen helfen dürfen. Daher ist es wichtig, dass wir unseren Klient:innen viel Zeit geben, in ihren Körper hineinzuspüren, zum Beispiel durch die W-Fragen:

- „Was spüren Sie?" (z.B. Druck)
- „Wo im Körper spüren Sie es?" (z.B. im Brustkorb)
- „Woher kennen Sie das Gefühl?"

Die Frage nach dem „Woher" sollte ausschließlich von ausgebildeten Therapeut:innen gestellt werden, da wir mit dieser Frage direkt Erinnerungen an traumatische Situationen hervorrufen können. Der Therapeut muss dann in der Lage sein, die Reaktionen der Klient:innen kompetent, individuell passend und sicher zu händeln. Ziel ist es, dass sich unsere Klient:innen nach der Übungsstunde besser fühlen als vorher und Zusammenhänge zum Alltag erkennen. Die wenigsten Boxübungen sind abgeschlossene Einheiten, deshalb arbeiten wir immer im Stresstoleranzfenster und im Ressourcenbereich.

Bewegungs- und Körperwahrnehmungsübungen lenken die Aufmerksamkeit auf Gefühle und Spannungsmuster, deren Bearbeitung vielleicht noch nicht dran ist, weil die Klient:innen damit zum aktuellen Zeitpunkt emotional überfordert wären. Wir sollten unsere Übungen also generell sehr vorsichtig dosieren. Beispielsweise bei Angst können langsame, kontrollierte Schlagtechniken wie am Wandschlagkissen oder an Pratzen das Sicherheitsgefühl stärken.

Wenn Sie eine Ausbildung zum Box-Coach oder sogar zum/zur Boxtherapeut:in erfolgreich absolviert haben, steht Ihnen ein Koffer voll hilfreicher Übungen zur Verfügung. Um festzulegen, welche Übungen für die aktuelle Stunde hilfreich sind, können Sie sich die folgenden Fragen stellen:

- Ist der Klient im Hier und Jetzt orientiert?
- Ist seine Anspannung zu hoch oder zu niedrig?
- Im therapeutischen Boxen arbeiten wir mit der Körperwahrnehmung. Kann der Klient das Gefühlte benennen, reflektieren und verarbeiten?
- Ist der Klient orientiert, benötigt aber Distanztechniken zu ungewollt auftretenden Gefühlen?

Unsere Klient:innen kennen sich selbst am besten. Manchmal wissen sie sogar schon, welche Techniken sich bewährt haben, und können beurteilen, welche der angebotenen Möglichkeiten Ihnen z.B. bei einem Flashback helfen (sofern sie schon Psychotherapieerfahrung haben). Obwohl unsere Klient:innen die Lösung in sich tragen, können sie uns häufig nicht ohne Anleitung sagen, was ihnen am besten hilft. Hier könnte man zum Beispiel die folgende Frage stellen: „Wenn ich deine beste Freundin fragen würde, was dir helfen könnte: Was würde sie mir sagen?"

6.1 Therapeutisches Boxen bei Traumafolgestörungen

Insbesondere bei Missbrauchs- und Gewaltüberlebenden kann therapeutisches Boxen helfen, den Selbstwert und das Körpergefühl zu verbessern sowie einen konstruktiven Umgang mit Wut und Scham zu erlernen. Wie das gehen kann, wollen wir auf den folgenden Seiten in Grundzügen erklären.

Stärkung von Körperwahrnehmung und Selbstbild: Viele Missbrauchsüberlebende haben sich von ihrem Körper entfremdet. Durch das Boxen finden sie das Gefühl von Stärke, das sowohl körperlich als auch mental verankert wird.

Wut und Spannungsabbau: Traumatische Erlebnisse wie Missbrauchserfahrungen gehen oft mit aufgestauter Wut, Angst oder Schuldgefühlen einher. Beim therapeutischen Boxen wird ein gesicherter Rahmen geboten, Gefühle wie Wut zu kanalisieren und zu reflektieren:

- Wie nehme ich meine Wut körperlich wahr?
- Was genau macht mich wütend?
- Neige ich dazu, meine Wut in mich „hineinzufressen", oder verliere ich die Kontrolle über meine Wut?
- Wie fühlt es sich an, wenn ich die Kontrolle verliere?

Nähe-Distanz: Nach einem Missbrauch fällt es den Überlebenden oft schwer, eigene Grenzen zu erkennen, diese zu wahren oder überhaupt einzuschätzen. Durch gezielte Boxübungen, z. B. am Doppelendball, lernen Betroffene, ihre persönliche Distanz bewusst wahrzunehmen. Leitfragen können sein:

- Wie viel Platz brauche ich um meinen Körper herum?
- Inwiefern ändert sich dieser Abstand bei Menschen, die ich kenne bzw. nicht kenne?

> **!**
>
> **Boxen mit Traumaüberlebenden**
>
> - kein Körperkontakt ohne explizite Zustimmung
> - keine Überraschungsmomente
> - kein Machtgefälle im Setting
> - Betroffene entscheiden selbst, ob, wann und in welcher Stärke sie in der Boxtherapie aktiv werden.

Die folgenden Interventionen sind ausschließlich im Rahmen einer stabilisierungsorientierten, traumasensiblen Begleitung einzusetzen. Sie ersetzen keine traumaspezifische Psychotherapie und dienen *nicht* der Konfrontation mit traumatischen Inhalten. Ziel ist die Förderung von Selbstregulation, Selbstwirksamkeit, Grenzerleben und Körperkontakt innerhalb eines sicheren Rahmens.

Voraussetzung für alle hier beschriebenen Übungen ist:

- ausreichende Stabilität
- klare Stoppregeln (Codewort) und jederzeit die Möglichkeit zur Unterbrechung
- vorherige Klärung individueller Trigger

6.1.1 Stabilisierung und Regulation

Therapeutisches Boxen ist zunächst eine Übung in Achtsamkeit. Es gibt viele effektive Atemübungen:

4-4-4-4-Atmung

Diese Übung eignet sich hervorragend zur Fokussierung und zum Stressabbau:

- 4 Sekunden einatmen (durch die Nase)
- 4 Sekunden Atem halten
- 4 Sekunden ausatmen (durch den Mund)
- 4 Sekunden Pause halten

Mehrmals wiederholen (mindestens 5 Minuten). Ergebnis: meist unmittelbar spürbare Beruhigung, Fokus, klares Denken.

Den Atem anzuhalten kann triggern. Bei Klient:innen mit Panik- oder Dissoziationstendenzen sollte Atemanhalten vorsichtig angewendet oder vermieden werden.

Eine leicht abgewandelte Form bei Angst und Panik ist:

- 4 Sekunden einatmen
- 6–8 Sekunden ausatmen, mehrmals wiederholen.

Das senkt den Herzschlag und beruhigt das Nervensystem.

Atemübung am Doppelendball

Insbesondere bei unserer Atemübung mit dem Ball blenden die meisten Klient:innen alles um sich herum aus und sind vollkommen im Hier und Jetzt. Sie konzentrieren sich nur noch auf ihren Atem und den Ball. In der Atemübung mit dem Ball wird Achtsamkeit konkret erfahrbar: Die Aufmerksamkeit richtet sich auf Atem und Bewegung, während störende Gedanken in den Hintergrund treten.

Der Ball fungiert dabei als äußerer Anker: Er bindet Aufmerksamkeit im Hier und Jetzt und unterstützt die Orientierung. Viele Klient:innen berichten, dass sich durch diese Achtsamkeitsübungen Grübelprozesse verringern und sich innere Ruhe einstellt.

Der Ablauf ist wie folgt: Wir stellen uns vor den Ball, atmen durch die Nase ein und schlagen entsprechend unserem Atemrhythmus *mit dem Ausatmen* auf den Doppelendball. Die Herausforderung bei dieser Übung ist, dass wir nicht reflexartig auf den Ball schlagen, wenn er auf uns zukommt, sondern uns auf unsere Atmung konzentrieren und erst mit dem Ausatmen auf den Ball schlagen. So kann ein harmonischer Rhythmus im Gleichklang mit den Ballschwingungen entstehen.

Atemübungen stellen dabei nur einen Zugang dar. Auch in anderen Elementen des therapeutischen Boxens wird die Verbindung von Körperhaltung, Bewegung und innerem Erleben gezielt genutzt. Die folgenden Beispiele verdeutlichen, wie Embodiment im therapeutischen Boxen aufgegriffen werden kann:

- **Stand finden:** bewusst in den Boxstand gehen, das eigene Gewicht spüren und Verwurzelung erleben.
- **Schlag und Stopp:** kräftig schlagen, dann innehalten und nachspüren, welche Emotion im Körper bleibt.
- **Grenzen setzen:** durch Deckungsarbeit erleben, dass man sich schützen und trotzdem stabil bleiben kann.
- **Power-Ritual:** eine bestimmte Körperhaltung oder Schlagkombination als Ressource für Alltagssituationen nutzen.

Eine Klientin erlebt sich beispielsweise in einer bestimmten Übung als besonders präsent und gesammelt. Diese Kombination – Stand einnehmen, Blick fokussieren und ein kontrollierter Schlag – wird im Training mehrfach bewusst wiederholt und sprachlich verankert (z. B. „So fühlt sich Klarheit und Reaktionsbereitschaft an."). Im Alltag kann die Klientin vor schwierigen Gesprächen kurz in diese Haltung gehen, die Füße bewusst aufsetzen und die Schultern ausrichten. Die Bewegung selbst muss nicht ausgeführt werden, aber das Körpergefühl wird erinnert. Dadurch wird noch nicht das Problem im Außen gelöst, wohl aber der innere Zustand beeinflusst. Solche Rituale sind keine magischen Techniken, sondern körperlich verankerte Erinnerungshilfen an bereits gemachte Erfahrungen von Stabilität und Selbstsicherheit.

Gerade beim Innehalten werden häufig Gefühle spürbar, die zuvor in der Bewegung gebunden waren – etwa Ärger, Unruhe, Leere oder auch Erleichterung. Eine Kurzanleitung im Umgang mit unangenehmen Gefühlen kann sein:

- **Benennen:** „Was ist gerade da?"
- **Lokalisieren:** „Wo im Körper spüren Sie es?"
- **Dosieren:** „Ist es gut aushaltbar oder braucht es weniger Intensität?"
- **Regulieren:** ggf. Atmung verlangsamen, Abstand vergrößern oder Bewegung wieder aufnehmen.

Ziel ist nicht, Gefühle zu verstärken, sondern sie in einem handhabbaren Rahmen wahrzunehmen. Wenn die Anspannung deutlich ansteigt oder die Präsenz der Klient:innen im Hier und Jetzt abnimmt, wird die Intensität reduziert. So wird erfahrbar, dass Emotionen auftauchen dürfen, ohne zu überwältigen.

6.1.2 Gestaltung des sicheren Ortes im Boxsetting

Äußere Rahmung

Der Trainingsraum sollte klar strukturiert werden: feste Ecken, Markierungen am Boden, eindeutige Regeln, wann welche Bereiche aufgesucht werden. Zudem sollte eine **„sichere Zone"** definiert sein, z. B. eine Matte, eine bestimmte Ecke oder ein Stuhl, wo sich die Klient:innen jederzeit zurückziehen dürfen. Es sollte vereinbart werden: Diese Zone bleibt frei von Konfrontation durch den Boxcoach und ist jederzeit zugänglich.

Körperliche Anker

Es kann eine bestimmte **Schutzhaltung** eingeübt werden, die Sicherheit vermittelt, z. B. Deckung oder geschlossene Stellung (beide Fäuste schützend vor dem Gesicht, die Ellenbogen nah am Körper, das Kinn leicht gesenkt). Rituale – z. B. die Hände auf die Boxhandschuhe legen, tief atmen und eine kurze Bodenkontakt-Übung als „Reset" in Richtung sicherer Ort – können zusätzlich stabilisierend wirken. Auch kann ein Boxsack symbolisch als Grenze und als Sparringspartner genutzt werden, der kontrollierbar ist.

Symbolische Gestaltung

Die Klient:innen können selbst wählen: „Wo in diesem Raum fühle ich mich sicher?" Dieses Feld wird bewusst markiert, z. B. mit einem Band, einem Kissen oder einem Boxhandschuh. Mit der Zeit können die Klient:innen damit verknüpfen: „Wenn ich dort stehe oder sitze, bin ich an meinem sicheren Ort."

Übertragung in die Imagination

Nach der körperlichen Übung kann gefragt werden: „Wenn dieser Platz (bzw. Ihre Körperhaltung) ein inneres Bild hätte: Wie sähe Ihr sicherer Ort aus?“ So entsteht eine Brücke vom Körpererleben in die Vorstellungskraft. Der sichere Ort wird dadurch sowohl körperlich als auch innerlich verankert. Wie eine solche Rahmung konkret aussehen kann, zeigt das folgende Kurzbeispiel:

Mini-Übung

1. **Einstieg:** Kurzes Warm-up (Atmung, Körperwahrnehmung)
2. Gemeinsam eine **Zone im Raum festlegen**, Klient:in darf wählen, Boxtherapeut:in bestätigt: „Das ist Ihr sicherer Ort.“
3. **Klient:in betritt bewusst diesen Bereich**, nimmt die Boxhaltung ein, atmet, spürt den Boden und erlebt Sicherheit.
4. Danach **kurze Boxsequenz außerhalb der sicheren Zone** (z. B. Schläge auf das Wandschlagkissen).
5. **Rückkehr in die sichere Zone** und spüren, wie Sicherheit nach Belastung wiederhergestellt werden kann.

Wirkung

Das fördert Selbstkontrolle: „Ich kann jederzeit entscheiden, wann ich raus- und reingehe.“ Zudem wird Sicherheit körperlich spürbar und ist nicht nur eine rein kognitive Vorstellung. Die Stärkung von Selbstwirksamkeit und Grenzerleben ist in der Traumatherapie von enormer Bedeutung.

Auch können beispielsweise die folgenden Rituale helfen:

Anfangsritual: *Landkarte der Befindlichkeiten, z.B. von Klein-Nikolaidis (o.D.), Orientierung (Was spüre ich? Wo spüre ich es?)*
Gemeinsames Bandagieren/Aufwärmen: *als ko-regulativer, vorhersehbarer Einstieg*
Abschlussritual: *Rückkehr in Ruhe, kurze Einordnung:*

- Was war hilfreich?
- Was war zu viel?
- Was nehme ich mit?

6.1.3 Boxinterventionsbeispiele mit Schwimmnudeln

Als besonders niedrigschwelliges und distanzschaffendes Material können Schwimmnudeln im traumatherapeutischen Kontext eingesetzt werden (aber nicht nur dort). Therapeutisches Boxen mit Schwimmnudeln kann in der Traumatherapie sehr hilfreich sein, wenn es achtsam und methodisch korrekt eingesetzt wird. Im Folgenden skizzieren wir beispielhaft einen möglichen Ablauf:

1 Ankommen und Aufwärmen

Bewegung im Raum: lockeres Gehen, Arme ausschwingen, abklopfen
Kontakt mit den Schwimmnudeln: Jede:r nimmt eine Nudel, **klopft** sich sanft auf Arme, Beine und Schultern. Das fördert die Körperwahrnehmung.
Paarweise: Mit den Nudeln wie mit **„Säbeln"** spielerisch aneinander vorbeibewegen, ohne Berührung.

2 Grundübungen – Boxen und Reaktion

Partner-Boxen: Eine Person hält die Nudel quer wie ein Ziel, die andere Person schlägt leicht dagegen (abwechselnd links/rechts).
Reaktionsspiel: Übungspartner:in tippt mit der Nudel leicht von oben, unten oder zur Seite → andere Person blockt oder weicht aus.
Spiegelübung: Eine/r gibt Bewegungen mit der Nudel vor, der/die andere spiegelt.

3 Dynamik und Distanz

Ausweich-Parcours:
Trainer:in bewegt die Nudel wie einen verlängerten Arm.
Gruppe übt nacheinander Ducken, Rückwärtsgehen und seitliches Ausweichen.
Ziel dieser Übung ist es, ein differenziertes Erleben von Nähe und Distanz zu ermöglichen und die Fähigkeit zu stärken, auf Annäherung flexibel und selbstwirksam zu reagieren.
Distanzspiel (5 Min.):
Partner:innen stehen sich gegenüber. Mit der Nudel wird Abstand gehalten oder vorsichtig attackiert.
Ziel: spielerisch Distanz wahren und Reaktionsfähigkeit schulen.

4 Abkühlung und Reflexion

Lockerlassen: Nudeln auf den Boden legen, Füße darüber „ausschütteln".
Körper spüren: Langsame und ruhige Atemzüge, Arme weit öffnen und schließen.
Kurze Reflexionsrunde: „Wie fühlt ihr euch jetzt?", „Was habt ihr gespürt?"

Hinweise für die Durchführung

- **Variabilität:** Übungen je nach Gruppe anpassen (Kinder eher spielerisch, Erwachsene ggf. mit mehr Technik).
- **Sicherheit:** Keine harten Treffer, sondern klare Regeln zur Achtsamkeit.
- **Therapeutischer Rahmen:** Reflexion am Ende ist wichtig, um die Erfahrungen zu verarbeiten.

Indikationen und Kontraindikationen

Geeignet bei:

- posttraumatischer Belastungsstörung (PTBS), komplexen Traumafolgestörungen
- dissoziativen Symptomen (als Bodyscan-ähnliche Unterstützung von Körperorientierung)
- Angststörungen, psychosomatischen Beschwerden
- Arbeit mit Kindern und Jugendlichen (spielerischer Zugang)

Vorsicht bei:

- starker Dissoziationsneigung (dann sind ein langsamer Einstieg, Bodenübungen und eine klare Struktur wichtig)
- Aggressionsdurchbrüchen (unbedingt vorher Regeln festlegen)
- Körperlichen Einschränkungen → Intensität anpassen

6.1.4 Schlagen nach Zahlen

Diese Übung kann für einige schon recht anspruchsvoll sein.

Ablauf

- Wir geben unserem Klient:innen Kommandos: 1–2, 2–3, 3–5 und so weiter.
- Bei den Zahlen 1–5 konzentrieren wir uns auf das Wandschlagkissen, die Zahlen werden nicht angezeichnet:
- Oben links: 1, oben rechts: 2, unten links: 3, unten rechts: 4 und in der Mitte: 5.
- Für eine optimale bilaterale Hemisphärenstimulation ist es wichtig, dass die 3 unten links steht.
- Die Klient:innen schlagen überkreuz, achten auch auf die Deckung, konzentrieren sich auf ihre Atmung, ihren Stand, auf die Führhand, die Schlaghand und auf die Zahlen. Dadurch arbeiten verschiedenste Hirnareale zusammen.
- Wenn die Punkte Stand, Führhand, Schlaghand, Atmung klar sind, können wir mit der Schlagen-nach-Zahlen-Übung in den **Rollentausch** gehen. Diese Übung funktioniert sowohl im Einzelsetting als auch in der Gruppe. Wir beschreiben hier das Einzelsetting:
- Wir gehen in die Klient:innenrolle, unser:e Klient:in übernimmt die Rolle des Box-Coaches. Als solcher muss er nun auf unseren Stand, unsere Führhand, die Schlaghand und die Atmung achten und Zahlenkommandos geben. Unser Boxcoach zählt dann langsam nach oben und anschließend wieder runter bis 1–1.

Hier beobachten wir häufig, dass es den Klient:innen nicht möglich ist, Stimme zu zeigen und Kommandos zu geben. Die Rollenübernahme kann emotionale Prozesse aktivieren, insbesondere wenn das Erheben der eigenen Stimme mit biografischen Erfahrungen verknüpft ist. Wir sehen oft, dass statt Kommandos Tränen fließen. In diesem Fall brechen wir die Übung ab und gehen ins Gespräch.

Dabei zeigt sich häufig, dass Klient:innen in der Kindheit unterdrückt wurden und Erfahrungen mit psychischer bzw. körperlicher Gewalt gemacht haben. Insbesondere Entwertung und Herabsetzung können das Selbstbild und das Selbstbewusstsein langfristig beeinträchtigen. Gewalterfahrungen können zur Folge haben, dass es schwerfällt, Grenzen zu setzen und sich zu behaupten.

Folglich sind unsere Klient:innen beim therapeutischen Boxen häufig mit ihren Ängsten konfrontiert. Psychoedukation und die biografische Einordnung des Erlebens sind daher wichtige Bestandteile des therapeutischen Boxens.

6.1.5 Halt-Stopp-Übung

Nähe-Distanz-Übungen können sehr gut ins Boxcoaching und in die Boxtherapie integriert werden. Ziel ist es hier, die körperliche Selbstwahrnehmung spielerisch zu stärken.

Voraussetzungen

Insbesondere für Klient:innen, die Missbrauch erlebt haben, kann es eine große Herausforderung sein, wenn andere Personen zu nahe kommen. Klient:innen müssen traumasensibel an Grenzsituationen herangeführt werden. Sie kennen ihre eigenen Grenzen oft nicht und trauen sich auch häufig nicht, ihre Grenzen zu benennen und auszudrücken. Edward T. Hall (1969) hat die Distanzzonen im Rahmen seiner Forschung zur Proxemik beschrieben:

- Intimdistanz (bis ca. 40 cm)
- persönliche Distanz (bis ca. 1,2 m)
- Sozialdistanz (bis ca. 4 m)
- öffentliche Distanz (bis ca. 8 m)

Diese Distanzen sind nicht statisch, sondern individuell unterschiedlich ausgeprägt und können im Boxsetting bewusst erfahrbar gemacht werden. In unserer Arbeit bedeutet dies, dass u. a. zu viel Nähe Flashbacks auslösen kann.

Flashbacks lassen sich auch bei sorgfältiger Vorbereitung nicht immer vollständig vermeiden. Ziel ist es daher, Frühanzeichen zu erkennen (Stichwort Spannungskurve) und Klient:innen rasch zu stabilisieren. Die Übungen in Kapitel 5.3.2 zur Aufwärmphase (Stampf-Übung, Abklopfen des ganzen Körpers, Rudern bzw. Kreisen der Arme, Arbeit mit Bällen) können zusätzlich zum Notfallkoffer gut bei Flashbacks eingesetzt werden.

Unsere Nähe-Distanz-Übungen sind in der praktischen Arbeit mit traumatisierten Klient:innen entstanden oder wurden aus anderen Körperpsychotherapien entlehnt. Klient:innen haben mit diesen Übungen die Möglichkeit, ihre Grenzen kennenzulernen und diese auch durchzusetzen. Darüber hinaus möchten wir unseren Klient:innen einen adäquaten Schutz und die Möglichkeit zur Selbstwahrnehmung bieten. In diesem Zusammenhang kann Abgrenzung als Ausdruck von Selbstfürsorge verstanden werden.

Ein Nein zu anderen ist ein Ja zu sich selbst.

(Marshall B. Rosenberg 2016)

Die Halt-Stopp-Übung eignet sich auch für Traumapatient:innen und kann sowohl im Einzelsetting als auch in der Gruppe durchgeführt werden.

Ablauf

- A und B stehen sich mit einem Abstand von mindestens 5 Meter Entfernung gegenüber.
- B geht auf A zu.
- A hat die Aufgabe, mit einer Abwehrhaltung der Arme, mit festem Blick und lauter Stimme in dem Moment ein Stopp zu signalisieren, wenn ihm B zu nah kommt.
- B hat dann sofort zu stoppen. Natürlich kann B auch jederzeit eigeninitiiert stehen bleiben.

In dieser Übung können die Klient:innen lernen, ihre Stimme bewusst einzusetzen, ihrem Gegenüber fest in die Augen zu schauen sowie eigene Grenzen wahrzunehmen und diese dann auch durchzusetzen.

6.1.6 Beobachter-Übung

Eine etwas komplexere Variante der Halt-Stopp-Übung beinhaltet die Ergänzung durch einen Beobachter, der eingreifen darf und soll.

Ablauf

- A und B stehen sich gegenüber, der Beobachter steht seitlich.
- Während A auf B zugeht, steht C (Beobachter:in) in ca. 1,5 Meter Abstand zu B.
- Das Stopp-Kommando übernimmt in dieser Variation Person C, nicht B.
- C beobachtet genau, welche Veränderungen er bei B bemerkt, während A auf ihn zugeht. Diese Veränderungen können zum Beispiel ein kleines Zucken am Auge sein, das Knie, das sich kaum merklich nach vorn bewegt, und der Oberkörper, der leicht nach hinten geht.
- In dem Moment, in dem C die Veränderung bemerkt, sagt dieser im Interesse von B „Stopp“.

- Anschließend wird B gefragt, ob die Entfernung passt oder daran noch etwas verändert werden soll.
- C wird gefragt, woran er gemerkt hat, dass für B die Grenze erreicht war. Auch bei dieser Übung sollten A und B stoppen können – unabhängig davon, was C sieht.
- Im Anschluss sollte auch C gefragt werden, wie sich die Rolle angefühlt hat und ob eigene körperliche oder emotionale Reaktionen wahrgenommen wurden.

Eine Herausforderung für C ist es hier, nicht die eigenen Grenzempfindungen einfließen zu lassen. Die Rolle des Beobachters kann innere Spannungen auslösen, insbesondere wenn eigene Erfahrungen mit Grenzüberschreitungen oder übermäßiger Verantwortungsübernahme aktiviert werden. Deshalb sollte vor Beginn der Übung transparent geklärt werden, dass auch C jederzeit „Stopp" sagen oder die Rolle abgeben darf.

6.1.7 Nähe-Distanz-Übung mit Boxanteilen

Auch mit Boxübungen kann das Nähe-Distanz-Gefühl trainiert werden.

- Boxtherapeut:in und Klient:in stehen sich gegenüber.
- Abwechselnd werden sanfte Schläge auf Pratzen ausgeführt. Sollte der Klient sich nicht in der Lage fühlen, auf Pratzen zu schlagen, kann hier auch mit Schattenboxen gearbeitet werden. Wichtig ist das Spielen mit Nähe und Distanz.
- Abwechselnd kommen sich Therapeut:in und Klient:in näher oder erhöhen die Distanz.

Hier kann man nach jeder Übung wieder gut mit den W-Fragen arbeiten:

- Wie fühlt es sich an, wenn der Therapeut näherkommt bzw. die Distanz vergrößert wird?
- Wurden Rückzug und Nähe bewusst oder automatisch herbeigeführt?

6.1.8 Wollfaden und Decke

Sollten die Klient:innen eigene Grenzen noch nicht wahrnehmen, kann auch sehr gut mit einem Wollfaden oder einer Decke gearbeitet werden.

- Die Klientin nimmt ein Wollknäuel, das sie in dem Abstand um sich legt, der ihr erst einmal richtig erscheint.
- Der Box-Coach geht dann auf das Knäuel zu, bis ein Stopp kommt.
- Sollte kein Stopp kommen, ist *allerspätestens* am Wollfaden die Grenze.

Eine Möglichkeit ist auch eine große Wolldecke:

- Die Wolldecke wird voll ausgebreitet, die Klientin stellt sich z.B. in die Mitte der Decke.
- Je näher ihr Gegenüber auf sie zukommen darf, desto mehr wird die Decke zusammengefaltet.
- So ist die Decke eine sichere Insel, die immer mal wieder vergrößert und verkleinert werden darf.

! Alle drei zuletzt beschriebenen Übungen bergen eine erhebliche **Triggergefahr**. Daher sollte therapeutisches Boxen bei Traumafolgestörungen ausschließlich von fachlich hinreichend qualifizierten und traumasensibel geschulten Fachkräften durchgeführt werden, die die optimale Dosis an Aktivierung treffsicher einschätzen können.

6.1.9 Achtsame Führungsübung

Zwei Klient:innen stellen sich nebeneinander und berühren sich an den Unterarmen. Sollte eine direkte Berührung unangenehm sein, kann z.B. auch mit einem Schwamm oder Luftballon gearbeitet werden. Vorab wird abgesprochen, wer von den beiden die Führung übernimmt.

- Beide gehen ruhig durch den Raum. Die führende Person hat hier darauf zu achten, ob sie wirklich führt oder ob die andere Person durch Gegendruck die Führung übernehmen will.
- Die geführte Person versucht, sich auf die Führung einzulassen.
- Nach ca. 2 Minuten schließt die geführte Person die Augen. Dies bedeutet nun loszulassen, sich komplett auf die führende Person einzulassen und zu vertrauen. Häufig sieht man hier, dass die Schritte der geführten Person sehr viel langsamer und unsicherer werden. Diese Aufgabe dauert auch ca. 2 Minuten.

! Das Schließen der Augen sollte optional bleiben, weil es Traumaüberlebende triggern kann.

Danach fragen wir die geführte Person, wie sie die Übung wahrgenommen hat. Das geschilderte Erleben darf nicht bewertet werden. Klient:innen berichten in der Regel von bewertenden Gedanken („Das ist anstrengend"), Phantasien („Passt der Führende auch auf mich auf oder lässt er mich gegen die Wand laufen?") und Gefühlen (häufig Befürchtungen).

Mit dieser Übung lernen Klient:innen, sich im Hier und Jetzt zu bewegen und sich auf die momentane Situation zu konzentrieren – nicht auf das „Was wäre, wenn …".

6.1.10 Stuhldialog mit Ich-Anteilen

Falls intensive Scham- oder Schuldgefühle auftauchen, ist auch die Technik des Stuhldialogs eine Möglichkeit zur Integration der Botschaften unterschiedlicher Ich-Anteile. Therapeut:in und Klient:in gehen in ein gemeinsames Warm-up mit Atem- und Achtsamkeitsübungen. Ziel ist es, den Körper zu spüren, ins Hier und Jetzt zu kommen und eventuelle Spannungen sowie Scham- oder Schuldgefühle wahrzunehmen und mit Worten zu beschreiben.

In der Vorstellung werden Gefühle und Selbstvorwürfe personifiziert und auf einen Stuhl gesetzt. Dann wird ein fiktives Gespräch initiiert, indem die Klient:innen jede Position bewusst einnehmen und wieder verlassen. Mithilfe von Perspektivwechseln ist es Klient:innen möglich, sich von übermäßiger Selbstanklage zu distanzieren und sich in einem positiveren und verständnisvolleren Licht zu sehen.

6.1.11 Sitzungsbeispiel im Einzelsetting

Bei Missbrauchsüberlebenden kann therapeutisches Boxen sehr hilfreich sein, wenn es achtsam und traumasensibel durchgeführt wird. Zusammenfassend geht es darum,

- **Sicherheit zu erleben:** klare Struktur, transparente Abläufe, jederzeit Ausstieg möglich.
- **die Körperwahrnehmung zu stärken** (sicher im eigenen Körper zu sein, die eigene Kraft zu spüren, im Hier und Jetzt anzukommen)
- **Grenzen** zu spüren und zu setzen, Nein sagen und dies körperlich ausdrücken
- **Selbstwirksamkeit** zu erleben („Ich kann mich behaupten"),
- **Kontrolle zurückzugewinnen** (Schläge bewusst steuern und die eigene Handlungsfähigkeit trotz innerer Erregung erfahren).

Klient:innen bestimmen immer Nähe, Tempo und Intensität. Der Boxtherapeut holt bei jeder Veränderung das Einverständnis der Klient:innen ein. Es wird ohne Zwang und Leistungsdruck gearbeitet. Triggersensibel zu arbeiten bedeutet, bei Überforderung sofort abzubrechen und zu stabilisieren (Atmung, Boden spüren, kurze Pause). Nach jeder Übung kehren die Klient:innen in Sicherheit zurück (Cool-down, Körper spüren, Atemübungen). Im Folgenden wird ein möglicher Sitzungsverlauf im Einzelsetting skizziert, hier in Du-Form.

Phase 1: Ankommen und Sicherheit

Begrüßung, kurze Befindlichkeitsrunde: „Wie fühlst du dich jetzt gerade?"
Rahmen setzen: „Du bestimmst Tempo, Intensität und darfst jederzeit Stopp sagen."
Kurze Atemübung (Hände auf Bauch legen, 3 tiefe Atemzüge) → Boden spüren, Sicherheit aufbauen.

Phase 2: Warm-up

Lockeres Gehen, Schultern kreisen, Arme ausschütteln.
Leichtes Schattenboxen ohne Kontakt, Fokus auf Atmung und Bewegungsfluss.
Spielerische, kleine Bewegungsaufgaben (z.B. „Boxe nur mit der rechten Hand und ganz sanft.").

Phase 3: Hauptteil

Übung „Grenzen setzen"

- Klient:in schlägt auf Pratzen, Sandsack oder Wandschlagkissen und sagt laut „Stopp!" oder „Nein!".
- Wichtig: Therapeut:in bestärkt die Klarheit der Grenzsetzung, nicht die Schlagkraft.

W-Fragen

Übung „Ich bestimme!"

- Patient:in entscheidet selbst, wann ein Schlag ausgeführt wird.
- Therapeut:in wartet mit der Pratze und gibt keine Kommandos.
- Ziel: Autonomie und Kontrolle erleben.

W-Fragen

Übung „Ressourcen-Boxen"

- Patient:in wählt ein positives Wort (z.B. „Mut", „Freiheit", „Ruhe").
- Dieses Wort wird bei jedem Schlag innerlich oder laut wiederholt.

Nach einigen Durchgängen kurze Pause: „Wie fühlt sich das Wort im Körper an?", W-Fragen

Phase 4: Cool-down und Integration

Lockeres Schütteln, Arme hängen lassen, ruhiges Atmen.
Hände auf Herz oder Bauch legen, 3 tiefe Atemzüge.
Reflexion im Gespräch:

- „Wie ging es dir beim Nein-Sagen?"
- „Was hast du über deine Kraft gespürt? War sie eher wenig oder deutlich spürbar? Hat sie sich kontrollierbar und bewusst eingesetzt angefühlt?"

Positiver Abschluss: Patient:in benennt eine Ressource, die sie/er mitnimmt („Heute nehme ich Stärke mit").

6.2 Wut und Impulsdurchbrüche

Wut kann sich bei einigen Klient:innen sehr plötzlich, intensiv und kaum kontrollierbar zeigen. Sie wird körperlich häufig als stark aufschießende Spannung, Hitze, Druck im Brustkorb oder als inneres „Überrolltwerden" beschrieben. In solchen Momenten kann die Wahrnehmung des eigenen Körpers verändert sein, z.B. in Bezug auf Schmerzen. Das muss unter anderem bei der Intensität der Schlagbewegungen berücksichtigt werden.

6.2.1 Ressourcenarbeit bei Wut

Das Pendeln zwischen aktivierter Wut und einer Ressource, bis sich die Erregung im Nervensystem reguliert hat, beschreibt Levine (1999) in seinem körperorientierten Somatic-Experiencing-Ansatz. Dies kann helfen, die Erregung im Nervensystem schrittweise zu regulieren. Auch Huber (2005) beschreibt im traumatherapeutischen Kontext die Arbeit mit stabilisierenden inneren Bildern und Ressourcen, um starke Affekte regulierbar zu machen. Im Pesso Boyden System Psychomotor (PBSP) nach Albert Pesso (2000) wird mit inneren Bildern und Körperhaltungen gearbeitet, die Schutz und Stärke vermitteln. Solche verkörperten Erfahrungen können auch im therapeutischen Boxen genutzt werden. Übungen aus der Achtsamkeitspraxis (MBSR nach Kabat-Zinn 2011) unterstützen durch bewusstes Atmen und Körperwahrnehmung die Regulation starker Gefühle. Wutgefühle können so in einem geschützten Rahmen kanalisiert werden.

Ziele

- Selbstkontrolle zurückgewinnen
- Wut als Hinweisgeber nutzen, statt als zerstörerische Kraft.
- Langfristig mehr Toleranz gegenüber intensiven Gefühlen entwickeln.
- Neue Handlungsoptionen schaffen, jenseits von impulsivem Ausagieren oder Unterdrücken.

Konkrete Techniken

- **Der sichere Ort:** In einer ruhigen Situation wird ein inneres Bild entwickelt, das Geborgenheit vermittelt und in Momenten der Wut aktiviert werden kann.
- **Container-Übung bzw. Containing:** Belastende Gefühle und Gedanken werden symbolisch in einen sicheren Container gelegt, um sie später dosiert zu betrachten (Reddemann 2017).
- **Ressourcenanker im Körper:** Etwa die Hand aufs Herz legen, bewusst atmen oder die Füße auf den Boden spüren, um Erdung zu finden.
- **Arbeit mit Metaphern:** Wut kann als Feuer, Sturm oder Tier visualisiert werden. Die Klient:innen lernen, dieses symbolische Wesen zu beruhigen oder zu bändigen.

6.2.2 Box-Übungen am Wandschlagkissen

Wir arbeiten mit unseren Klient:innen gern am Wandschlagkissen (Alternative: Boxsack). Ein Kernprinzip dabei ist: Atem-Rhythmus schlägt Impuls. Wir schlagen nicht reflexartig „drauf", sondern koppeln den Schlag an die Ausatmung (z. B. erst ausatmen, dann schlagen; der Fokus bleibt auf dem Atemrhythmus). Langsames, bewusstes Ausatmen kann regulierend wirken und die Rückkehr in ein handhabbares Erregungsniveau unterstützen (van der Kolk 2014). Ziel ist der Abbau von Wut durch kontrollierte Schläge. Die Wut wird somit kontrolliert, und Klient:innen lernen, ihre Emotionen zu kanalisieren.

Ablauf

- Wir bitten unseren Klienten, sich eine Situation vorzustellen, die ihn wütend macht.
- Unser Klient beschreibt diese Situation und ordnet sie auf einer Wutskala von 1 bis 10 ein (1 = wenig Wut, 10 = stark wütend).
- Danach lassen wir unseren Klienten die Wut mit der genannten Wutstärke (z. B. die „4") boxen.
- Um zu schauen, ob die „4" tatsächlich dem Wutgefühl entspricht, lassen wir eine 3 boxen, eine 6, eine 7 und wieder die 4. Danach entscheidet der Klient, ob die Einschätzung der 4 richtig ist oder hier korrigiert werden muss.

Mit unseren W-Fragen gehen wir dann in die Körperwahrnehmung:

- Was spürst du?
- Wo spürst du?
- (bei entsprechender therapeutischer Qualifikation:) Woher kennst du das Gefühl?

Gemeinsam versuchen wir herauszufinden, welches Bedürfnis hinter seiner Wut steckt. Dies kann z. B. Nichtbeachtung oder Trauer sein.

! Die Situationsauswahl sollte insbesondere bei potenziell traumatischen Vorerfahrungen therapeutisch klar gelenkt werden, um eine Selbstüberforderung der Klient:innen zu verhindern. Beim ersten Mal sollte der Anspannungsbereich vorgegeben werden, z. B. keine 8–10, um zunächst mit einer kontrollierten Affektentladung beim Boxen vertraut zu werden.

Weiterhin suchen wir mit den Klient:innen nach Alternativen fürs Zuschlagen oder für verbale Erniedrigung (z. B. den Raum verlassen und nach 2 Stunden wiedertreffen, Bewegungseinheiten). Diese Alternative muss immer wieder trainiert werden.

6.2.3 Interventionen bei Impulsdurchbrüchen

Im therapeutischen Boxen kann gezielt an einer Impulsunterbrechung gearbeitet werden.

Halt-Stopp-Training

Hierbei gibt der Boxtherapeut eine Übung vor. Der Klient beginnt mit der Übung, muss diese Übung jedoch plötzlich auf Zuruf des Boxtherapeuten stoppen. Ziel ist es, die Fähigkeit zu trainieren, eine begonnene Handlung willentlich zu unterbrechen und einem plötzlichen Impuls zu widerstehen.

Frustrationstoleranztraining

Auch mit herbeigeführten Misserfolgen kann gearbeitet werden: Der Boxtherapeut hält die Pratzen, zieht sie aber zwischendurch weg, sodass der Klient ins Leere schlägt. Hier können wir wieder mit W-Fragen beginnen:

- Was fühlen Sie in diesem Moment?
- Wie reagiert Ihr Körper?
- Was möchten Sie jetzt am liebsten tun? (Unterscheidung zwischen Impuls und Handlung)

Das Ziel dieser Übung ist es, Ruhe zu bewahren und sich auf eventuell folgende Übungen zu konzentrieren. Ein solches Vorgehen dient nicht der Provokation, sondern dem Aufbau von innerer Flexibilität.

Auch mit einer unserer Wutübungen kann hier gut gearbeitet werden: Die Klientin stellt sich eine Situation vor, die sie wütend macht. Hier kann dann z. B. am Wandschlagkissen oder am Boxsack mit einer Zahlenübung (s. Wutübung) reguliert werden.

Nach aktivierenden Sequenzen wird bewusst auf Atem, Körperhaltung oder eine Imagination zurückgegriffen. Dadurch entsteht ein Wechsel zwischen Aktivierung und Regulation, vergleichbar mit dem Pendeln nach Levine (1999).

BEISPIEL

Fallbeispiel: Wut als Strategie im Umgang mit Ablehnung

Die 56-jährige Birgit ist zweimal geschieden und hat zwei erwachsene Töchter, zu denen zum Zeitpunkt des Erstkontakts kein Kontakt mehr besteht. Sie begründet dies damit, dass ihre Töchter ihre Wutanfälle nicht mehr ertragen. Eine ihrer Töchter habe ihr einen langen Brief geschrieben, mit dem Inhalt, dass sie den Kontakt zu Birgit gern wieder aufbauen würde, nachdem Birgit ihre Wut in den Griff bekommen hat.
Durch ein Vorgespräch und vier Sitzungen traumapädagogischer Beratung inkl. Boxcoaching wurde das Vertrauensverhältnis so weit aufgebaut, dass wir in die Wutübung einsteigen konnten:
Birgit ordnet sich in der Wutskala bei 7 ein. Ich bitte sie, die 7 zu boxen. Um sicherzugehen, dass die Zuordnung 7 mit Birgits Gefühlen übereinstimmt, skalieren wir: Ich lasse sie eine 5 boxen, eine 8, eine 4 und dann wieder die 7. Birgit ordnet sich nun in der 8 ein, also eine Stufe höher. Nun stelle ich Birgit die W-Fragen: „Wenn du in dich hineinfühlst: Was spürst du und wo?“ Birgit spürt Wut, Trauer und ein einengendes Gefühl im Brustkorb. Sie hat Tränen in den Augen.
Ich frage sie nun, ob sie dieses Gefühl kennt und wenn ja, woher. Erst in dieser Stunde ist es Birgit möglich, ihre Familiengeschichte zu erzählen. Sie kam als Erstgeborene 3 Jahre vor ihrem Bruder zur Welt. Mit dem Tag, an dem ihr Bruder auf die Welt kam, fühlte sie sich abgeschoben und nicht mehr geliebt. Ihr Bruder stand nun an erster Stelle. Sie hat ihrer Mutter diesen Umstand immer wieder vorgeworfen, den diese jedoch über Jahre hinweg immer abgestritten hat.
An Birgits 17. Geburtstag kam es zu einem heftigen Streit. Birgit warf ihrer Mutter wieder die Bevorzugung des Bruders vor. An diesem Tag gab ihre Mutter diesen Umstand zu und erzählte ihre Beweggründe. Birgits Vater wollte die Mutter nicht heiraten, weshalb diese eine Schwangerschaft provoziert habe. Birgits Mutter sagte wortwörtlich zu ihrer Tochter: „Der Mohr hat seine Schuldigkeit getan – deinetwegen musste dein Vater mich endlich heiraten.“ Birgits Mutter erklärte ihrer Tochter dann auch die Wut des Vaters Birgit gegenüber, der sich durch Birgit zur Heirat genötigt gesehen hatte. Birgit wird in unserem Gespräch bewusst, dass der Vater seine Wut auf die Ehefrau an Birgit ausgelassen hat. Birgit hatte beide Elternteile gegen sich: die Mutter, die Birgit nur als Mittel zum Zweck geboren hatte, und den Vater, der widerwillig eine Ehe eingehen musste.

In den folgenden Beratungsstunden konnten wir noch einmal tiefer auf die Beweggründe der Eltern eingehen. Nach dem Prinzip der Annahme des guten Grundes konnte Birgit auch für sich noch einmal ihr Verhalten gegenüber ihren beiden Töchtern gut reflektieren. Wir führten abschließend eine Familienmediation mit Birgit und ihren Töchtern durch (Birgits Eltern waren bereits verstorben), sodass es der Familie wieder möglich war, eine gute Beziehung aufzubauen.

6.3 Box-Interventionen bei Demenz

Das Training beinhaltet eine Aufwärmphase mit koordinativen Übungen, Kräftigungsübungen für die Hauptmuskelgruppen und eine Entspannungseinheit bzw. ein Cool-down.

Auch beim Training mit Demenzpatient:innen ist es wichtig, nicht zu überfordern. Das Training sollte spielerisch sein. Beispielsweise können

- leichte Schlagabfolgen an Pratzen (überkreuz links und rechts),
- Gleichgewichtstraining durch Fußarbeit zur Sturzprävention sowie
- rhythmische Bewegungen für die bilaterale Stimulation des Gehirns zum Einsatz kommen.
- Auch Zählübungen, wie wir sie aus unserer Arbeit mit PTBS-Patienten geschildert haben („Schlagen nach Zahlen"), können in vereinfachter Form durchgeführt werden, z.B. am Wandschlagkissen oder am Boxsack.

Es ist wichtig, dass alle Übungen langsam erfolgen und je nach Stadium der Demenz angepasst werden.

BEISPIEL

Fallbeispiel: Anwendung des therapeutischen Boxens bei Demenz

Mit freundlicher Genehmigung von unserer Kollegin Melanie Ohr, Ergotherapeutin, Fachtherapeutin für demenzielle Erkrankungen, Bewegungstherapeutin für Senior:innen und Boxcoach. Sie betreibt das Therapiezentrum Überseestadt in Bremen.

„Herr X konnte im Rahmen der Ergotherapie gut durch motorische Aufgaben motiviert werden, die mit kognitiven Übungen verknüpft wurden. Hier waren Erfolge für ihn sichtbar und spürbar. Textgestützte Übungen

oder Arbeiten am PC frustrierten ihn eher, da er so seine kognitiven Defizite deutlicher spürte.
Beim Anblick des Boxsacks und der Boxhandschuhe in unserem Bewegungsraum äußerte er den Wunsch, auch einmal boxen zu wollen. Nach der ersten Einheit im therapeutischen Boxen war er bester Stimmung, körperlich ausgepowert und positiv aktiviert. Beim Boxen wurden für ihn Selbstsicherheit, Stärke und Selbstbehauptung trainiert. Ebenso konnten sich angestaute Wut und Anspannungen lösen. Insgesamt zeigte sich das Boxen gut für sein seelisches Wohlbefinden. Ebenfalls wurden Gehirnleistungen wie Merkfähigkeit, Arbeitsgedächtnis, Konzentration, Ausdauer, Aufmerksamkeit und Motorik trainiert. Aber auch im körperlichen Bereich konnte das Boxtraining vieles bewirken. Es verbesserte die Rumpfstabilität, die Koordinationsfähigkeit, die Schnelligkeit, die Flexibilität, die Körperwahrnehmung und das Gleichgewicht. Insgesamt wurde die Muskulatur gestärkt, wodurch wiederum das Sturzrisiko reduziert werden konnte.
Inzwischen haben Herr X und ich einen festen Ablauf in unseren Therapieeinheiten, der ihm Sicherheit gibt und ihn gleichzeitig fordert.

Als kognitive und koordinative Aufgabe ist er aufgefordert, seine Boxhandschuhe und die Baumwollhandschuhe zu Trainingsbeginn eigenständig zu holen und am Ende der Einheit auch wieder aufzuräumen. In der Aufwärmphase wechseln wir zwischen einfachen gymnastischen Übungen wie Schulterkreisen, Faustschluss beider Hände oder Rudern mit den Armen und koordinativen Übungen, z.B. Gehen durch den Raum in unterschiedlichen Schrittformen (seitwärts gehen, ein Bein überkreuzt das andere Bein usw.) und auch mit Gleichgewichtsübungen (z.B. Einbeinstand, Schwingen mit einem Bein). Auch Abläufe zur Körperwahrnehmung wie das Abklopfen des Körpers oder das Stampfen durch den Raum werden hier eingebaut. Während der Bewegungsausführungen wechseln wir auch immer wieder die Geschwindigkeiten. Auch benennen wir im Wechsel die Übungen, die durchgeführt werden sollen. Das heißt, Herr X und ich geben im Wechsel die Kommandos. Dies fordert seine Gedächtnisleistung, seine Aufmerksamkeit sowie seine Selbstwirksamkeit.

Im Hauptteil des Trainings, also beim Boxen selbst, werden anfangs immer wieder die Themen „Stand", „Schlagtechnik" und „Deckung" kurz besprochen. Dann boxt Herr X in unterschiedlichen Rhythmen an die Schlagkissen. Es gibt drei feste Rhythmen (1–1, 2–1 und 1–2), mit denen wir immer wieder arbeiten. Diese wiedergeben und richtig ausführen zu

können, ist für ihn ein großes Erfolgserlebnis. Auch hier können natürlich die Geschwindigkeit, die Kraftdosierung und auch die Kommandoabgabe verändert werden. Selbst die Kommandos zu geben, fällt Herrn X während des Boxens meist sehr schwer. Diese Dual-Task-Handlung überfordert ihn häufig, da eine große Aufmerksamkeitsspanne vorausgesetzt wird. Diese ist bei Demenzbetroffenen häufig nicht mehr gegeben.
Andere Dual-Task-Handlungen klappen besser, z.B. bei der Arbeit am Doppelendball: auf der Stelle gehen und Boxen oder bei der Partnerarbeit Richtungswechsel ansagen – also rechts oder links um den Ball herumgehen und dann wieder schlagen. An guten Tagen bauen wir dann auch noch einen Ballwechsel mit ein, d.h., wir bewegen uns bei dem Kommando „anderer Ball" zum zweiten Doppelendball im Raum. Hier wird Herr X kognitiv sowie körperlich sehr gefordert.

Auch das Üben der Imitationsfähigkeit ist beim Boxen spielerisch und mit viel Spaß möglich. Bei der Partnerübung am Doppelendball macht eine Person einen Ablauf vor, das Gegenüber wiederholt die Ausführung. Durch die Anzahl der Bewegungen kann der Schwierigkeitsgrad, aber auch durch die Komplexität einer Bewegung gesteigert werden. Die Spiegelung ist dann immer weniger möglich.
Um kognitive Fähigkeiten trainieren zu können, bauen wir zusätzlich zum Boxen an sich weitere Aufgaben ein. Zum Beispiel werden den Trainingsgeräten Nummern zugeteilt. Der Boxsack erhält die Nummer 2, der Doppelendball die Nummer 4 usw. Die Anzahl der einbezogenen Geräte ist stets von der Leistungsfähigkeit des Demenzpatienten abhängig. Dann wird unsere Boxposition zwischen den Geräten immer wieder verändert, indem durch eine Person nur das Kommando, wie „Nummer 2", gegeben wird. Das heißt, der Platz wird gewechselt, anschließend wird am Boxsack weitergearbeitet.

Die Arbeit an den Pratzen ist für Herrn X sehr anstrengend, dennoch macht er diese Übung sehr gerne. Das Boxen über die Körpermitte – also das Über-Kreuz-Boxen – stimuliert beide Gehirnhälften und fördert deren optimale Zusammenarbeit. Dadurch werden komplexe Handlungen wie Malen oder Schreiben für Demenzpatienten leichter möglich. Kombinationen wie nur eine Pratze, Deckung oder Upper-cut [ein aufwärts geführter Boxschlag] werden langsam aufgebaut, und die Wechsel werden schneller. Neben den Fähigkeiten wie Merkfähigkeit und Konzentration werden zusätzlich noch die Zielgenauigkeit sowie die Auge-Hand-Koordination geschult.

Für das Cool-down nutzen wir Übungen zur Entspannung der Hals-Nacken-Rücken-Muskulatur, kombiniert mit Gleichgewichtsübungen, Schwungübungen und Atemübungen. Das ist nur ein kleiner Einblick, um zu zeigen, wie viele Trainingselemente im therapeutischen Boxen stecken können. Es ist immer davon abhängig, welche Fähigkeiten geübt werden sollen.

6.4 Therapeutisches Boxen bei Depression

Die meisten vorhandenen Studien in Bezug auf den Zusammenhang zwischen Bewegung und Depression beziehen sich auf Ausdauertraining wie Joggen oder Fahrradfahren. Es existieren aber auch erste Studien zu Krafttraining, Yoga, Kampfsport und vielen anderen Bewegungsformen.

Depression ist jedoch nicht nur ein Stimmungsproblem, sondern häufig auch ein Zustand verminderter Aktivierung. Viele Betroffene beschreiben Antriebslosigkeit, innere Leere, psychomotorische Verlangsamung oder das Gefühl, „wie blockiert“ zu sein. Handlungen erscheinen mühsam, selbst kleine Schritte kosten Überwindung. Genau hier kann körperorientiertes Arbeiten ansetzen: nicht über Motivation im kognitiven Sinn, sondern über minimale, konkret erlebbare Erfolge in Bewegungsabläufen. Durch die Kombination aus körperlicher Bewegung, emotionalem Ausdruck und therapeutischer Begleitung können Symptome wie Antriebslosigkeit, innere Leere, Stress und Selbstzweifel positiv beeinflusst werden.

Körperliche Bewegung schafft unmittelbare Rückmeldung, z. B. bewegt ein Schlag den Ball. Diese sicht- und spürbare Wirkung kann ein wesentliches Gegengewicht zum depressiven Erleben von Ohnmacht und Handlungsunfähigkeit sein. Bei Depression ist es wichtig, langsam in Bewegung zu kommen und zunächst ein Gefühl für den Körper zu kriegen. Die stressfreiste Methode ist hier leichtes Schattenboxen, auch Atemübungen können hier gut integriert werden.

Gerade bei ausgeprägter Antriebshemmung gilt: Rhythmus vor Intensität. Kleine, wiederholbare Bewegungen sind hilfreicher als kraftvolle Sequenzen. Entscheidend ist nicht die Stärke, sondern das Dranbleiben in einem handhabbaren Tempo. Um angestaute Emotionen und Energie freisetzen zu können, kann prinzipiell auch mit kraftvollen Bewegungen gearbeitet werden. Hier empfiehlt sich die Arbeit am Wandschlagkissen.

Je nach Symptomprofil kann Depression jedoch auch mit innerer Unruhe oder Reizbarkeit einhergehen. In solchen Fällen steht weniger die Aktivierung als vielmehr die Strukturierung und Dosierung von Bewegung im Vordergrund.

Rumination (Grübeln) ist ein zentrales Merkmal vieler depressiver Verläufe. Die wiederholte gedankliche Beschäftigung mit Vergangenem bindet Aufmerksamkeit und verstärkt Hoffnungslosigkeit. Wir haben uns in der Arbeit mit depressiven Klient:innen aus folgenden Gründen für den Doppelendball entschieden:

- Aufmerksamkeit und Reaktion werden gefordert und gefördert, weil der Ball direkt zurückschwingt,
- durch das kontinuierliche Schwingen wird der Antrieb aktiviert,
- durch die Aktivierung und die fortlaufende Interaktion mit dem Ball befinden sich Klient:innen im Hier und Jetzt statt mit Grübelschleifen in der Vergangenheit.

Wichtige Info zum Material: Das Seil am Doppelendball sollte nicht zu straff sein. Der Ball schwingt ansonsten zu schnell, dies würde insbesondere Klient:innen mit Depressionen überfordern.

Bei manchen Menschen richtet sich nicht gelebte oder lange unterdrückte Wut gegen das eigene Selbst. In solchen Fällen ist Wut ein Hinweis auf verletzte Grundbedürfnisse und überschrittene Grenzen.

BEISPIEL

Fallbeispiel: Wut als Signal unerfüllter Bedürfnisse

Eine Klientin meldete sich zum therapeutischen Boxen an, weil sie mit ihrer inneren Wut besser umgehen wollte. Schon beim Erstkontakt wird deutlich, dass es sich eigentlich um eine depressive Grundthematik handelt. Im Anamnese-Gespräch berichtete sie, dass sie in ihrer Kindheit früh Verantwortung für sich und ihre Geschwister übernehmen musste. Ihre Mutter sei psychisch erkrankt gewesen, wodurch die Klientin von ihr kaum Schutz und Fürsorge erfahren habe. Stattdessen musste sie schon früh die Stimmungen der Mutter wahrnehmen und darauf reagieren. Die Klientin wurde hier zur Expertin, die Bedürfnisse von Mutter und Geschwistern wahrzunehmen. Es fand also eine Rollenumkehr (Parentifizierung) statt.

Dies zeigt sich auch noch heute im Erwachsenenalter. Die Klientin ist sehr hilfsbereit und feinfühlig, ihre eigenen Bedürfnisse kann sie aber kaum bis gar nicht wahrnehmen. Auch für ihre eigenen Grenzen einzustehen, fällt ihr sehr schwer, was zu Frustration und Wut im Alltag führt. Früh hat sie gelernt, dass die eigenen Bedürfnisse nicht wichtig sind und auch nicht erfüllt werden.

Im Verlauf des Coachings wurde biographisch gearbeitet. Mit einem Bedürfnisfinder (strukturierte Bedürfniskarten, etwa aus Holler 2017) wurden langsam eigene Bedürfnisse erforscht. Das therapeutische Boxen wurde verstärkt zum Grenzensetzen und zum Aufbau des Selbstwerts angewendet. Beispielsweise wurde mit einer klaren „Stopp"-Übung gearbeitet. Die Klientin trat einen Schritt nach vorn, hob die Hand in Abwehrhaltung und sprach ein deutliches „Stopp". Die Bewegung wurde mehrfach wiederholt, stets mit dem Fokus darauf, die Initiative selbst zu ergreifen und die Situation eigenständig zu beenden.
Ergänzend wurde das Wandschlagkissen eingesetzt. Hier ging es um die bewusste Erfahrung von Widerstand. Die Klientin sollte wahrnehmen, wie viel Kraft sie hineingeben möchte und wann sie wieder einen Schritt zurücktritt. Das Beginnen und Beenden der Bewegung wurde explizit thematisiert („Ich entscheide, wann ich starte und wann ich aufhöre").

Im weiteren Verlauf wurde auch mit kurzen Sequenzen am Doppelendball gearbeitet. Die Aufgabe bestand darin, im eigenen Rhythmus zu bleiben und sich nicht vom zurückschwingenden Ball „überrollen" zu lassen. Dadurch wurde das Erleben von Selbststeuerung gestärkt: „Ich reagiere, aber ich bleibe bei mir." Durch diese Übungen konnte die Klientin schrittweise erfahren, dass das angemessene Setzen von Grenzen eine Form von Selbstfürsorge ist. Auch das körperliche Erleben, um sich herum Raum einnehmen zu dürfen, wirkte sich stabilisierend auf ihr Selbstwertgefühl aus.

Im Folgenden wird die mögliche Struktur einer Übungseinheit dargestellt.

6.4.1 Beispiel einer Trainingsstunde

Zielgruppe: Erwachsene mit depressiver Symptomatik (Einzel- oder Gruppensetting)

Dauer: 60–90 Minuten

Ziele:
- Aktivierung und Antriebssteigerung
- Förderung von Präsenz und Aufmerksamkeit („Hier und Jetzt")
- Positive Gefühle und Selbstwirksamkeit erleben
- Ressourcen stärken (Mut, Freude, Kraft)

Besonderheiten im Umgang mit depressiver Symptomatik:

- Niedrige Einstiegsschwelle und klare Struktur
- Keine Leistungsorientierung oder Vergleich
- Kurze, überschaubare Sequenzen
- Wiederholung statt Komplexität
- Kleine Erfolgserlebnisse bewusst wahrnehmen und benennen

Phase 1: Begrüßung und Ankommen

Kurzes Einstimmen: „Wie geht es Ihnen heute auf einer Skala von 1–10?"
Erläutern: Es geht nicht um Leistung, sondern um Ausprobieren und Spüren.

Phase 2: Warm-up

Lockeres Gehen im Raum, Arme schwingen, Schultern kreisen.
Leichte Partnerübung: einfachen Ball hin und her schubsen (falls Doppelendball anfangs zu komplex ist).
Atemübung: tief ein- und ausatmen, Hände bewusst einsetzen, z.B. beim Einatmen Arme heben, beim Ausatmen senken.

Phase 3: Hauptteil mit dem Doppelendball

Einstieg – Kontakt aufnehmen

Doppelendball nur **leicht antippen** (mit Handfläche oder Faust).
Ziel: Rhythmus finden, ohne Druck.
Erleben: „Der Ball bewegt sich, ich bringe etwas in Gang." Gerade dieser Moment ist für viele depressive Klient:innen bedeutsam. Eine Bewegung des Balls entsteht nicht zufällig, sondern durch das eigene Handeln.

Rhythmus-Übung

Einfache Jabs im gleichmäßigen Rhythmus. (Ein Jab ist ein schneller, gerader Schlag mit der Führhand, der aus mittlerem Abstand ausgeführt wird und vor allem der Distanzkontrolle dient.)
Mit Musik im Hintergrund (ruhiger Beat).
Variante: Jeder Schlag wird mit Ausatmen begleitet → Verbindung von Bewegung und Atem.

Ressourcen-Boxen

Patient:in wählt ein **positives Wort** (z.B. „Mut", „Kraft", „Freude").
Dieses Wort **bei jedem Schlag** laut oder leise innerlich wiederholen.
Nach kurzer Zeit: Gefühl reflektieren → „Wie fühlt es sich an, wenn ich ‚Kraft' boxe?"

Koordination und Aufmerksamkeit

Ball in kleinen Kombinationen schlagen: z. B. Jab–Cross (eine einfache Schlagkombination aus einem geraden Schlag mit der Führhand [Jab] und einem anschließenden geraden Schlag mit der Schlaghand [Cross] oder Jab–Jab–Cross (erweitert um einen zweiten Jab, wodurch Rhythmus, Distanzgefühl und der abschließende Cross verstärkt werden).
Konzentration auf Dranbleiben, auch wenn der Ball zurückschwingt.
Betonung: „Es darf unperfekt sein – wichtig ist, dass ich weitermache."

Phase 4: Cool-down und Integration

Lockeres **Auslaufen**, leichtes **Schattenboxen** ohne Druck.
Hände auf Brust oder Bauch legen, drei tiefe Atemzüge.
Kurze Reflexion: „Was war heute leicht?", „Was nehmen Sie Positives mit?"
Abschlussrunde: Jeder nennt ein Wort, das sein Gefühl nach der Stunde beschreibt.

Phase 5: Abschlussimpuls

Therapeut:in betont: „Wut, Traurigkeit oder Antriebslosigkeit dürfen da sein – aber Sie haben heute erlebt, dass Sie auch aktiv, kraftvoll und präsent sein können." Gefühle definieren nicht vollständig die eigene Handlungsfähigkeit.

Eventuell kleine Hausaufgabe: einen **Anker-Schlag** üben (im Alltag bewusst Faust ballen und innerlich „Kraft" sagen).

Wir fragen im Cool-down bewusst nach dem Positiven, weil der Fokus am Ende einer aktivierenden Stunde entscheidend ist. Was Aufmerksamkeit bekommt, wird innerlich verstärkt. Wenn Klient:innen benennen, was gelungen ist oder sich gut angefühlt hat, wird diese Erfahrung im Nervensystem verankert.

Das bedeutet jedoch nicht, dass „Schwieriges" keinen Platz haben darf. Wenn jemand etwas Belastendes äußert, wird dies ernst genommen und kurz aufgegriffen. Anschließend lenken wir den Blick behutsam darauf, was trotz allem stabil war oder was die Person heute über sich gelernt hat. So endet die Stunde nicht mit Anspannung, sondern mit Orientierung und Selbstkontakt.

6.5 Box-Interventionen bei Sucht

Wie wir in Kapitel 4.2.4 schon erwähnt haben, ist therapeutisches Boxen im suchttherapeutischen Kontext kein Ersatz für strukturierte Rückfallprophylaxe, sondern ein ergänzendes und wirksames Trainingsfeld für Selbststeuerung (siehe Kapitel 1.3). Entscheidend ist die Einbettung in ein tragfähiges Gesamtbehandlungskonzept. Im Folgenden stellen wir einen beispielhaften Übungsablauf vor.

6.5.1 Beispiel einer Trainingsstunde

Zielgruppe: Erwachsene Suchtpatient:innen (stationär oder ambulant)
Gruppengröße: 6 – 12 Teilnehmer:innen
Dauer: 60 – 90 Minuten
Material: Wandschlagkissen oder Boxsack, Handschuhe, evtl. Doppelendball

Wir starten im Gespräch mit der Landkarte der Befindlichkeiten von Coachingcard (Klein-Nikolaidis o.J.)und erfragen, ob es aktuell ein Verlangen nach der Substanz gibt. Das Craving kann auf einer Skala von 0 – 10 eingeschätzt werden (0 = kein Verlangen, 10 = sehr starkes Verlangen). Wenn Verlangen auftritt, bedeutet dies nicht, dass jemand versagt hat. Es ist ein Signal des Nervensystems, das beispielsweise durch eine Atemübung reguliert werden kann: entweder direkt am Doppelendball oder ohne Gerät 4 Sekunden einatmen, 6 Sekunden ausatmen.

Die Einschätzung des Craving-Ausmaßes wird am Ende der Einheit erneut abgefragt. So wird für die Teilnehmer:innen sichtbar, dass sich Suchtdruck verändern kann, auch ohne Konsum.

Phase 1: Begrüßung und Rahmen

Kurzes Einstimmen im Kreis: Jede:r sagt, wie er/sie sich fühlt (1 Wort).
Regeln klären:

- „Wir schlagen auf Geräte, nicht auf Menschen."
- „Stopp heißt Stopp."
- Respektvoller Umgang in der Gruppe.

Es wird ausdrücklich betont, dass es nicht um Kraft, Schnelligkeit oder Durchhaltevermögen geht. Leistungsvergleiche werden unterbunden. Jede:r arbeitet im eigenen Tempo. Ziel ist Selbstwahrnehmung, nicht Intensivierung.

Phase 2: Warm-up

Lockeres Gehen im Raum, Arme kreisen, Abklopfen des Körpers
Schattenboxen ohne Kontakt → 2 Minuten, dabei Fokus auf Atmung
Partnerübung: Mit Handflächen abwechselnd leicht antippen (Förderung von Achtsamkeit und Kontakt)

Phase 3: Hauptteil

Übung „Stopp & Go – Impulskontrolle"

Kurz erläutern: Ein Impuls ist noch keine Handlung. Zwischen dem ersten inneren Drang und der tatsächlichen Umsetzung liegt ein Moment, der trainierbar ist. Ziel der folgenden Übung ist es, genau diesen Zwischenraum bewusst wahrzunehmen und zu erweitern.
Teilnehmer:innen schlagen kraftvoll auf den Boxsack bzw. das Wandschlagkissen
Auf Signal „Stopp" sofortiger Abbruch, Hände runter, 3 tiefe Atemzüge.
Mehrere Durchgänge mit unvorhersehbaren Wechseln. In einzelnen Durchgängen wird das „Stopp" bewusst in einem Moment gesetzt, in dem die Aktivierung gerade als kraftvoll oder angenehm erlebt wird. Das vorzeitige Beenden dient als korrigierende Erfahrung: „Ich kann aufhören, auch wenn es sich gut anfühlt."
Reflexion zwischendurch: „Wie war es, sofort aufzuhören?"
Transfer:

- Parallelen zum Suchtdruck („Stopp rechtzeitig setzen"):
- In welchen Situationen könnte ein inneres „Stopp" hilfreich sein?
- Woran merke ich frühzeitig, dass mein Druck steigt?

Welche körperlichen Signale gehen dem Impuls voraus?

Übung „Rückfallauslöser wegboxen"

Teilnehmer schreiben auf Zettel, z.B. „Druck von außen", „Sucht an sich", „Stress", „Scham".
Befestigen der Zettel am Boxsack oder am Wandschlagkissen.
Jeder darf seine suchtauslösenden Faktoren gezielt **wegboxen**.
Symbolisch: „Ich habe Kontrolle, nicht die Sucht." Im Anschluss wird reflektiert, was im Alltag helfen kann, wenn dieser Trigger real auftaucht.

Übung „Ressourcen-Boxen"

Teilnehmer wählen **ein positives Wort** (z.B. „Mut", „Freiheit", „Ruhe").
Dieses Wort wird **bei jedem Schlag** laut gesagt oder innerlich gedacht.

Ziel: Positive Verknüpfung mit der Bewegung → neue Handlungsmuster fördern, z.B. indem „Mut" mit kraftvoller Vorwärtsbewegung, „Ruhe" mit kontrollierter Atmung oder „Freiheit" mit einem klar gesetzten Schlag verbunden wird. So entsteht eine körperlich verankerte Erfahrung von Selbstwirksamkeit statt automatisierter Stressreaktion.

Phase 4: Cool-down und Integration

Lockeres Schütteln, langsames Schattenboxen.

Atemübung: 3 tiefe Atemzüge, Hände auf Bauch oder Brustbereich.

Gemeinsame Reflexion im Kreis:

- „Wie habe ich mich heute gefühlt?"
- „Was nehme ich Positives mit?"

Optional: „Gab es heute einen Moment, auf den ich – vielleicht nur ein kleines bisschen – stolz bin?" Diese Frage zielt darauf ab, selbstwertstärkende Erfahrungen bewusst wahrzunehmen.

Bei Menschen mit Suchtthematik sind die folgenden Aspekte besonders wichtig:

- nicht überfordern → kurze Schlagintervalle, viele Pausen.
- klare Anleitung, da Suchtpatient:innen oft niedrige Frustrationstoleranz haben.
- Reflexion und Psychoedukation nach jeder Übung, um die Verbindung zum Alltag zu sichern

6.6 Therapeutisches Boxen bei Klient:innen mit onkologischen und anderen lebensbedrohlichen Diagnosen

Viele Menschen, die eine Krebsdiagnose erhalten haben, erleben ihren Körper nach Operationen, Chemotherapie oder Bestrahlung als geschwächt, verändert oder weniger verlässlich, manchmal fühlen sie sich auch fremd im eigenen Körper. Körperliche Aktivität kann helfen, dieses Spannungsniveau zu regulieren und das individuelle Wohlbefinden zu verbessern. Therapeutisches Boxen bietet einen geschützten Rahmen, um behutsam wieder in Bewegung zu kommen. Die Belastbarkeit kann stark schwanken, abhängig von der Therapiephase, von

Symptomen wie Fatigue und Schmerzen oder von Begleiterkrankungen. Deshalb gilt: kurze Sequenzen, klare Struktur, regelmäßige Pausen und jederzeit die Möglichkeit zum Abbruch. Die Intensität wird niedrig gewählt und situativ angepasst.

Im Vordergrund stehen:

- sanfte Mobilisation und vorsichtiger Muskelaufbau im Schulter-Arm-Bereich und Rumpf
- Stabilisierung von Stand und Körperhaltung
- Förderung von Koordination und Reaktionsfähigkeit
- schrittweiser Aufbau von Gleichgewicht und Ausdauer
- Atemregulation und bewusste Rhythmusarbeit
- Stärkung von Selbstwirksamkeit und Selbstvertrauen

Nicht die Schlagkraft ist entscheidend, sondern das Erleben: „Ich kann mich bewegen. Ich kann etwas steuern." Gerade nach Phasen medizinischer Fremdbestimmung kann diese Erfahrung positiv und heilsam sein.

Achtsamkeits- und Atemübungen unterstützen die bewusste Wahrnehmung des eigenen Körpers und lassen sich gut in das Training integrieren, beispielsweise in Verbindung mit dem Doppelendball oder im ruhigen Schattenboxen. Gleichmäßige, rhythmische Bewegungen unterstützen die Orientierung im Hier und Jetzt. Bei ausgeprägter Erschöpfung können Übungen im Sitzen durchgeführt werden, etwa mit Schwimmnudeln oder sehr leichten Gewichten.

Therapeutisches Boxen ergänzt medizinische und psychoonkologische Maßnahmen. Eine enge Abstimmung mit behandelnden Ärzt:innen sowie ggf. mit psychoonkologischen Fachkräften ist Voraussetzung für ein geeignetes und sicheres Setting.

Beispielsweise kann die **Atemübung am Doppelendball** (s. Kapitel 6.1.1 Stabilisierung und Regulation im Rahmen von Boxen bei Traumafolgestörung) durchgeführt werden. Auch Achtsamkeitsübungen wie die Führungsübung in Kapitel 6.1.9 tragen dazu bei, die Körperwahrnehmung zu verbessern. Koordinationsübungen, z. B. am Doppelendball, mit leichten Pratzenübungen oder am Wandschlagkissen helfen, nach längeren Behandlungsphasen die Stabilität wiederzufinden. Bei allen Übungen sollte der Fokus auf Beweglichkeit und Technik gelegt werden, die Übungen sollten sanft erfolgen, die Intensität der Schläge und Trainings sollte immer neu angepasst werden.

Im Folgenden schauen wir uns an, wie therapeutisches Boxen mit Brustkrebspatient:innen umgesetzt werden kann. Nach einer Brustkrebsoperation – etwa einer Mastektomie (Brustentfernung), Lumpektomie (Tumorentfernung mit

Erhalt der Brust) oder Lymphknotenentfernung – treten häufig funktionelle Einschränkungen im Schulter-Arm-Bereich auf. Bewegungseinschränkungen, Schonhaltungen, Narbenzug, Sensibilitätsveränderungen oder Lymphödeme können die Belastbarkeit deutlich beeinflussen. Im Boxsetting sind daher spezifische Anpassungen notwendig:

- reduzierte Armhebung in der frühen Rehabilitationsphase
- langsame, kontrollierte Bewegungsführung ohne ruckartige Belastung
- Vermeidung einseitiger Dauerbelastung
- sorgfältige Beobachtung von Schwellungen oder Schmerzreaktionen
- regelmäßige Rückmeldung der Patientin zur subjektiven Belastung

Bei bestehendem oder erhöhtem Lymphödem-Risiko ist eine enge Abstimmung mit den behandelnden Ärzt:innen bzw. Therapeut:innen erforderlich. Die Intensität wird so gewählt, dass keine Überlastung entsteht.

Praktisch bewährt haben sich:

- leichte, rhythmische Schlagfolgen in Brusthöhe
- Übungen mit geringer Hebelwirkung
- Stand- und Gleichgewichtsübungen mit moderater Armbewegung
- Kombination mit Atemarbeit zur Reduktion muskulärer Spannung
- meist kontaktfreies Training: Boxen auf Pratzen, Sandsack bzw. Wandschlagkissen oder Schattenboxen.
- Kombination mit Atemübungen, Entspannung und Gesprächsrunden

Bei Brustkrebspatientinnen braucht es besonders sensible und ressourcenorientierte Übungen. Im Vordergrund steht nicht Kraftaufbau, sondern die schrittweise Wiedergewinnung von Beweglichkeit, Koordination und Vertrauen in den eigenen Körper.

Die Psyche mit Spaß und Erfolgserlebnissen zu stärken und zu schützen, ist oft der wichtigste Teil in der Arbeit. Dennoch erfordert die boxspezifische Arbeit mit schwer erkrankten Patient:innen sowohl sporttherapeutische als auch psychoonkologische Kompetenz.

6.6.1 Beispiel einer Trainingsstunde

Zielgruppe und Dauer: Unsere Einheiten haben in der Regel eine Länge von 90 Minuten. Für Klient:innen mit Krebs oder anderen lebensbedrohlichen Diagnosen setzen wir aus Gründen der oft eingeschränkten Belastbarkeit 60 Minuten an.

Phase 1: Begrüßung und Ankommen

Kurze Befindlichkeitsrunde („Wie geht es mir heute?")
Atemübung im Stehen oder Sitzen
Ziel: emotionale Einstimmung, Belastungsniveau einschätzen

Phase 2: Aufwärmen

Leichte Mobilisation: Schulterkreisen, Arm- und Beinbewegungen
Rhythmische Bewegung: im Takt klatschen oder leichtes Schattenboxen auf der Stelle
Kognitive Aktivierung: Reaktionsspiel – Trainer ruft „links/rechts/oben/unten", Teilnehmende reagieren mit Schlagbewegungen (angepasst ans Tempo)

Phase 3: Hauptteil

Kognition und Sprache

Dual-Task-Übung: Schlagkombinationen (z.B. Links-rechts-Haken) und gleichzeitiges Lösen kleiner Aufgaben (Farben nennen, Tiere aufzählen oder einfache Rechenaufgaben).
Sprachintegration: Jeder Schlag = ein Wort; gemeinsam entstehen kleine Sätze, z.B. „Ich – bin – stärker – als – meine – Angst." oder „Ich – darf – Pausen – machen."
Einzelarbeit: Trainer gibt gezielte Aufgaben.
Gruppenarbeit: Reihum Schlag + Wort → kleine Geschichte entsteht.

Kraft und Koordination

Pratzentraining oder Sandsack bzw. Wandschlagkissen: einfache Schlagserien (z.B. links–rechts in ruhigem Rhythmus ohne maximale Streckung), Tempo variieren.
Balanceübungen: Schlag in leichter Schrittstellung, Fokus auf Standfestigkeit.

Partnerarbeit (in Gruppen): Einer hält die Pratzen, der/die andere schlägt. Anschließender Wechsel.

Stressabbau und Emotion

Visualisierendes Boxen: Eine konkrete Belastung (z.B. „Chemo“, „Arzttermin“, „Wartezeit“) oder ein inneres Stressgefühl (z.B. „Angst“, „Anspannung“, „Ohnmacht“) wird symbolisch benannt und in den Sandsack bzw. das Wandschlagkissen geschlagen. Ziel ist nicht das Wegmachen der Emotion, sondern das aktive Erleben von Einfluss und Distanzierung.

Phase 4: Cool-down und Reflexion

Lockerungsübungen: langsames Ausboxen in der Luft, Schultern ausschütteln.
Atemübung: tiefes Ein- und Ausatmen, ggf. mit der Hand auf dem Bauch.
Entspannungsimpuls: kurze angeleitete Visualisierung (ca. 2–3 Minuten), z.B. die Vorstellung eines stabilen inneren Ortes oder eines kraftgebenden Bildes, um die innere Stärke zu spüren. Die Teilnehmenden werden eingeladen, die körperlichen Empfindungen nach der Bewegung bewusst wahrzunehmen und mit einem stärkenden Bild zu verbinden (z.B. „Ich stehe fest wie ein Baum“ oder „In mir ist Ruhe“). Die Augen können geschlossen oder weich fokussiert bleiben. Mit jedem Ausatmen wird bewusst Spannung losgelassen, mit jedem Einatmen ein Gefühl von Stabilität aufgenommen. Ziel ist es, Aktivierung in ein Gefühl von Stabilität und innerer Sammlung zu überführen.
Reflexionsrunde: „Was hat mir heute gutgetan?“

Phase 5: Abschluss

Vorher/Nachher-Frage: „Wie geht es mir jetzt?“ (Skala 1–10).

Methodische Hinweise

Individuelle Anpassung: Belastung je nach Ausprägung von Fatigue oder Neuropathien (s. Kapitel 6.7), bei Atembeschwerden dosieren.

Variabilität: gleiche Struktur nutzen, aber Übungen variieren, damit es spannend bleibt.
Motivation fördern: positives Feedback, kleine Erfolgserlebnisse und Fortschritte sichtbar machen.
Sicherheit: kein Körperkontakt, Pausen sind jederzeit möglich.

6.7 Anpassungen bei sensomotorischen Einschränkungen: Neuropathien

Eine Nebenwirkung von Chemotherapie oder Bestrahlung können Neuropathien (Nervenschäden) sein. Viele Betroffene erleben das als sehr belastend. Teilweise fühlt es sich so an, als wären die eigenen Hände oder Füße fremd. Boxen kann helfen, wieder Vertrauen in den Körper zu entwickeln. Ein symbolisches „Zurückerobern" der eigenen Stärke wirkt stabilisierend und motivierend (Nakagawa et al. 2024). Aus den Begleiterscheinungen können sich verschiedene Risiken und Herausforderungen beim therapeutischen Boxen ergeben:

- **Gefühlseinschränkungen in Händen/Füßen:** Risiko für unsaubere Bewegungen, Stolpern oder Fehlbelastungen.
- **Kraftverlust bzw. Muskelschwäche:** geringere Schlagkraft, schnelleres Ermüden.
- **Schmerzen oder Überempfindlichkeit:** Belastungen an Händen oder Füßen können als unangenehm empfunden werden.
- **Koordinationsprobleme:** Unsicherheit im Stand oder bei Schrittfolgen.

Damit therapeutisches Boxen sicher und wirksam bleibt, müssen wir das Trainingskonzept anpassen:

Hände und Oberkörper

- **Hände:** weiche Boxhandschuhe oder leichte Schaumstoffpratzen (z.B. für Kinder).
- **kontaktarme Übungen:** lieber Schattenboxen bzw. Boxen in die Luft, ggf. gegen einen großen, weich gefüllten Sandsack statt gegen harte Pratzen.
- **Handkrafttraining einbauen:** Softbälle, Thera-Bänder oder Knetübungen für Greifkraft.

Füße und Gleichgewicht

- **sicherer Stand:** breite Schrittstellung, kurze Bewegungen, Vermeidung schneller Richtungswechsel.
- **Stabilitätsübungen:** z.B. Boxen im Sitzen oder an der Wand abgestützt, wenn das Gleichgewicht eingeschränkt ist.
- **barfuß vermeiden:** immer mit stabilen, gut sitzenden Sportschuhen trainieren.

Belastungssteuerung

- **Intensität reduzieren:** kürzere Serien (z. B. 3–4 Schläge), Pausen häufiger einbauen.
- **Schmerzskala nutzen:** Training sofort anpassen, wenn Schmerzen oder Taubheitsgefühle zu stark werden.
- **Abwechslung:** Boxeinheiten mit Koordinations- und Gleichgewichtsübungen kombinieren.

Ergänzende Methoden

- **Sensibilität fördern:** Übungen mit weichen Materialien (Bälle, Tücher oder Knetmasse) zur Hand- und Fußwahrnehmung.
- **Balance trainieren:** einfache Standübungen (z. B. Füße hintereinander auf einer Linie – sogenannter Tandemstand – oder Einbeinstand mit Halt), ggf. kombiniert mit leichten Schlagbewegungen.
- **Körperwahrnehmung schulen:** Augen schließen und bewusstes Spüren von Stand und Bewegung.
  - „Wo spüren Sie gerade den meisten Kontakt zum Boden?"
  - „Wie verteilt sich Ihr Gewicht auf beide Füße?"
  - „Verändert sich etwas, wenn Sie einen kleinen Schlag ausführen?"
  - „Wo entsteht Spannung und wo löst sie sich wieder?"
  - „Fühlen sich beide Körperseiten gleich an oder unterschiedlich?"

7 Was therapeutisches Boxen leistet und wie es weitergehen kann: Fazit und Ausblick

Aus psychotherapeutischer Sicht kann Boxen eine wertvolle und wirksame Ergänzung zu klassischen Behandlungsformen sein. Es verbindet körperliche Aktivität mit emotionaler Verarbeitung und bietet einen sicheren Rahmen, in dem Klient:innen ihre Gefühle ausdrücken, Grenzen erkennen und Selbstwirksamkeit erleben können. Die klare Struktur, die Fokussierung und das unmittelbare Körperfeedback fördern Achtsamkeit und stärken das Vertrauen in die eigene Handlungsfähigkeit. Besonders in Settings, in denen Worte allein nicht ausreichen, kann die körperliche Erfahrung einen neuen, oft überraschend direkten Zugang eröffnen.

Speziell aus traumatherapeutischer Perspektive kann therapeutisches Boxen Relevanz bekommen. Viele traumatisierte Menschen erleben ihren Körper als fremd oder assoziieren ihn erfahrungsbedingt mit Bedrohung. Durch achtsam angeleitete, kontrollierte Bewegungen ermöglicht das Boxen eine behutsame Reorientierung im eigenen Körper und unterstützt die Stabilisierung.

Das Erleben von Kraft, Standfestigkeit und klarer Abgrenzung kann für viele eine tiefgreifende, emotional korrigierende Erfahrung sein. Wichtig sind hierbei ein äußerst sensibles Vorgehen, klare Sicherheitsstrukturen und eine hinreichend ausgebildete Fachkraft, um Retraumatisierungen zu vermeiden und die Übungen so zu gestalten, dass Ressourcen gestärkt und Klient:innen nicht überfordert werden. Therapeutisches Boxen ersetzt dabei keine Traumatherapie, sondern kann – verantwortungsvoll eingebettet – einen ergänzenden Baustein darstellen.

Aus physiologischer Sicht bietet therapeutisches Boxen zusätzliche gesundheitliche Vorteile. Körperliche Aktivität wirkt positiv auf das Herz-Kreislauf-System, fördert die Muskelkraft, die Koordination und die Beweglichkeit und unterstützt den Stressabbau. Gleichzeitig kann es depressive Symptome, Erschöpfung und innere Anspannung reduzieren. Voraussetzung dafür ist jedoch eine medizinische Einschätzung – insbesondere bei bestehenden körperlichen oder psychischen Erkrankungen – sowie eine fachgerechte Anleitung, um Überlastungen oder Verletzungen zu vermeiden. Die interdisziplinäre Zusammenarbeit zwischen Therapeut:innen, Ärzt:innen und weiteren Fachkräften erhöht dabei die Sicherheit und die Wirksamkeit des Vorgehens.

Insgesamt hat therapeutisches Boxen das Potenzial, sich weiter zu einer fest etablierten und zunehmend evidenzbasierten Interventionsmethode zu entwickeln – besonders in Bereichen, in denen Selbstwirksamkeit, Stressbewältigung, verbesserte Körperwahrnehmung, Emotionsregulation und Stabilisierung im Vordergrund stehen. Fachlich begleitet, individuell angepasst und mit therapeutischer sowie bei Bedarf traumaspezifischer Sensibilität durchgeführt, kann es ein ganzheitlich wirksames Instrument sein.

Boxen als Therapie verbindet psychische, physische und somatische Prozesse und unterstützt Menschen dabei, innere Stabilität, Selbstvertrauen und körperliche Präsenz nachhaltig zu stärken. Gerade angesichts steigender psychischer Belastungen und oft langer Wartezeiten auf ambulante Psychotherapie gewinnen solche integrativen Ansätze zunehmend an Bedeutung. Es wird damit zu einem modernen, vielseitigen und zukunftsorientierten Baustein in der Therapie- und Gesundheitslandschaft.

Durch weitere wissenschaftliche Forschung, eine stärkere Professionalisierung und klare Qualitätsstandards wird therapeutisches Boxen künftig noch besser in medizinische, psychotherapeutische und insbesondere traumatherapeutische Behandlungskonzepte integrierbar sein. Digitale Trainingsformen oder Virtual-Reality-Elemente könnten das Spektrum erweitern und den Zugang erleichtern (Xu et al. 2021). So wären beispielsweise angeleitete Heimübungen mit strukturierter Rückmeldung oder virtuelle Trainingsumgebungen zur sicheren Einübung von Bewegungsabläufen denkbar. Sie dürfen jedoch die zentrale Bedeutung der therapeutischen Beziehung – das unmittelbare menschliche und kompetente Gegenüber – nicht ersetzen. Voraussetzung für einen erfolgreichen Einsatz bleiben eine fundierte fachliche Qualifikation des Boxcoaches und eine sorgfältige Indikationsstellung.

Therapeutisches Boxen beginnt mit einem sicheren Stand im Körper und Klarheit in der mentalen Haltung. Es lebt von Beziehung, von Verantwortung und von der Bereitschaft, Menschen in ihrer Kraft ebenso wie in ihrer Verletzlichkeit zu begegnen. Wir laden Sie ein, diese Form der Arbeit weiterzudenken, behutsam weiterzuentwickeln und verantwortungsvoll in Ihre Praxis zu integrieren. Denn manchmal beginnt Veränderung mit einem einzigen, gut geführten Schlag – selbst wenn er nur metaphorisch ist – und einem verlässlichen, sicheren Gegenüber.

Anregungen für Fort- und Weiterbildung

Wenn Sie Resonanz zum therapeutischen Boxen spüren, stehen Ihnen verschiedene weiterführende Möglichkeiten offen:

Ulrike Angermann hat das *PITT – Praxis-Institut für systemische Traumaarbeit, Trauma und Sport* im Jahr 2012 gegründet. In Zusammenarbeit mit einem multiprofessionellen Team bildet sie Fach- und Führungskräfte zu den Themen Trauma und Traumafolgestörungen aus, z. B. *zertifizierte Traumapädagog:innen DeGPT*, und bietet weitere Basisausbildungen und traumasensible Gewaltprävention an.

Die Fortbildungen *Zertifizierter Boxcoach* und *Zertifizierte:r Boxtherapeut:in, Therapeutisches Boxen für (Brust-)Krebspatient:innen, Therapeutisches Boxen für Borderlinepatient:innen* bilden einen Schwerpunkt in unserer Arbeit. Weitere sind das betriebliche Gesundheitsmanagement, insbesondere Themen der psychischen Gesundheit sowie Fachberatung für Betroffene von narzisstischem Missbrauch.

Ulrike Angermann hat 2023 den Verband DEUTSCHE SYSTEMISCHE GESELLSCHAFT FÜR TRAUMA- UND BEWEGUNGSTHERAPIE (DsGTB) mitbegründet, der das therapeutische Boxen sowie klare Qualitätsstandards intensiv weiterentwickelt.

PITT Praxis-Institut für systemische Traumaarbeit, Trauma & Sport: https://www.trauma-und-sport.de/
Deutsche systemische Gesellschaft für Trauma und Bewegungstherapien: https://www.dsgtb.de

Maik Grünwald ist Sozialarbeiter (B. A.), Traumapädagoge, Deeskalationstrainer und beschäftigt sich seit vielen Jahren intensiv mit Traumapädagogik, Krisenintervention und psychosozialer Stabilisierung.

Im Rahmen seines dualen Studiums der Sozialen Arbeit arbeitete er unter anderem in der Untersuchungshaftvermeidung Schloss Stutensee sowie in der stationären Kinder- und Jugendhilfe. Seine Schwerpunkte liegen insbesondere in der Arbeit mit hochbelasteten Jugendlichen, professioneller Beziehungsgestaltung, Deeskalation sowie traumapädagogischer Begleitung.

Maik Grünwald verbindet praktische Erfahrung mit fachlicher Theorie und einem ressourcenorientierten Ansatz. Zudem ist er Lehrbeauftragter an der DHBW Stuttgart und führt Seminare zu Trauma für die Polizei Karlsruhe durch. Mit *Starkwerk – „Stark sein. Anders handeln."* verfolgt er das Ziel, Menschen in belastenden Lebenssituationen durch Stabilisierung, Beziehung und neue Handlungsmöglichkeiten nachhaltig zu begleiten.

Starkwerk – Stark sein. Anders handeln: www.starkwerk-trauma.de

Literaturverzeichnis

Adams, Geoffrey C., Wrath, Andrew J., Meng, Xiaoyun (2018): The Relationship between Adult Attachment and Mental Health Care Utilization: A Systematic Review. The Canadian Journal of Psychiatry 63(10), 651 – 660. https://doi.org/10.1177/0706743718779933

Afzal, Muhammad, Malik, Ahmad Nadeem, Masood, Tariq, Fayaz, Parvaiz (2025): Effect of boxing therapy on upper-limb function, balance, and quality of life in stroke patients: A randomized controlled trial. Neurology Asia 30(1), 47 – 53. https://doi.org/10.54029/2025jpn

American Psychiatric Association (2013): Diagnostic and Statistical Manual of Mental Disorders. 5. Auflage. Arlington: American Psychiatric Publishing.

Antonovsky, Aaron (1997): Salutogenese: Zur Entmystifizierung der Gesundheit. Tübingen: DGVT.

Awad, Sarah, Stinson, Dayna A., Risen, Jane L. (2021): Posture effects on mood and cognitive performance: A meta-analytic review. Acta Psychologica 218, 103359. https://doi.org/10.1016/j.actpsy.2021.103359

Bandura, Albert (1977): Self-efficacy: Toward a unifying theory of behavioral change. Psychological Review 84(2), 191 – 215. https://doi.org/10.1037/0033-295X.84.2.191

Bandura, Albert (1997): Self-efficacy: The Exercise of Control. New York: W. H. Freeman.

Bear, Mark F., Connors, Barry W., Paradiso, Michael A. (2020): Neuroscience: Exploring the Brain. 5., erweiterte Auflage. Philadelphia: Wolters Kluwer.

Bengel, Jürgen, Strittmatter, Regine, Willmann, Hildegard (2001): Was erhält Menschen gesund? Antonovskys Modell der Salutogenese – Diskussionsstand und Stellenwert. Köln: Bundeszentrale für gesundheitliche Aufklärung.

Bowlby, John (1982): Attachment and Loss. Volume 1: Attachment. 2. Auflage. New York: Basic Books.

Bozdarov, Jordan, Jones, Benjamin D. M., Daskalakis, Zafiris J., Husain, Muhammad I. (2023): Boxing as an intervention in mental health: A scoping review. American Journal of Lifestyle Medicine 17(4), 589 – 600. https://doi.org/10.1177/15598276221124095

Bozdarov, Jordan, Jones, Benjamin D. M., Umer, Muhammad, Blumberger, Daniel M., Husain, Muhammad I. (2025): Mindfulness-based (non-contact) boxing therapy (MBBT) for depression and anxiety: A feasibility study. PLOS ONE 20(2), e0318364. https://doi.org/10.1371/journal.pone.0318364

Bracha, Haim S. (2004): Freeze, flight, fight, fright, faint: Adaptationist perspectives on the acute stress response spectrum. CNS Spectrums 9(9), 679 – 685. https://doi.org/10.1017/s1092852900001954

Bremer, Emily, Crozier, Michael, Lloyd, Monique (2016): A systematic review of the behavioural outcomes following exercise interventions for children and youth with autism spectrum disorder. Autism 20(8), 899 – 915. https://doi.org/10.1177/1362361315616002

Briñol, Pablo, Petty, Richard E. (2008): Embodied persuasion: Fundamental processes by which bodily responses can impact attitudes. In: Semin, Gün R., Smith, Eliot R. (Hrsg.): Embodied Grounding. Social, Cognitive, Affective, and Neuroscientific Approaches. Cambridge: Cambridge University Press, S. 184 – 207.

Bundesinstitut für Arzneimittel und Medizinprodukte (2022): Internationale statistische Klassifikation der Krankheiten und verwandter Gesundheitsprobleme (ICD-10-GM). Köln: Bundesinstitut für Arzneimittel und Medizinprodukte.

Campbell, Kathryn L., Winters-Stone, Kathryn M., Wiskemann, Joachim, May, Anne M., Schwartz, Anna L., Courneya, Kerry S., Zucker, Deborah S., Matthews, Charles E., Ligibel, Jennifer A., Gerber, Lisa H., Morris, Gwendolyn S., Patel, Alpa V., Hue, Thomas, Perna, Frank M., Schmitz, Kathryn H. (2019): Exercise guidelines for cancer survivors: Consensus statement from international multidisciplinary roundtable. Medicine & Science in Sports & Exercise 51(11), 2375–2390. https://doi.org/10.1249/MSS.0000000000002116

Cerrillo-Urbina, Alejandro J., García-Hermoso, Antonio, Sánchez-López, Mairena, Pardo-Guijarro, María J., Santos Gómez, José L., Martínez-Vizcaíno, Vicente (2015): The effects of physical exercise in children with attention deficit hyperactivity disorder: A systematic review and meta-analysis of randomized controlled trials. Child: Care, Health and Development 41(6), 779–788. https://doi.org/10.1111/cch.12255

Chu, James A., Dell, Paul F., Van der Hart, Onno, Cardeña, Etzel, Somer, Eli, Fine, Catherine G., Van der Kolk, Bessel A., Pelcovitz, David, Spiegel, David (2011): Guidelines for treating dissociative identity disorder in adults, third revision. Journal of Trauma & Dissociation 12(2), 115–187. https://doi.org/10.1080/15299732.2011.537247

Cloitre, Marylene, Garvert, Dawne W., Brewin, Chris R., Bryant, Richard A., Maercker, Andreas (2013): Evidence for proposed ICD-11 PTSD and complex PTSD: A latent profile analysis. European Journal of Psychotraumatology 4(1), 20706. https://doi.org/10.3402/ejpt.v4i0.20706

Cloitre, Marylene, Courtois, Christine A., Charlson, Mary E., Leigh, Eleanor, Stolbach, Bradley (2019): Treating Survivors of Childhood Abuse and Interpersonal Trauma: STAIR Narrative Therapy. 2. Auflage. New York: Guilford Press.

Combs, Stephanie A., Diehl, Melissa D., Staples, William H., Conn, Lori, Davis, Kristin, Lewis, Nicole, Schaneman, Kimberly (2011): Boxing training for patients with Parkinson disease: A case series. Physical Therapy 91(1), 132–142. https://doi.org/10.2522/ptj.20100142

Combs, Stephanie A., Diehl, Melissa D., Chrzastowski, Chris, Didrick, Nicole, Mccoin, Brittany, Mox, Nancy, Staples, William H., Wayman, Jennifer (2013): Community-based group exercise for persons with Parkinson disease: A randomized controlled trial. NeuroRehabilitation 32(1), 117–124. https://doi.org/10.3233/NRE-130828

Cozolino, Louis (2017): The Neuroscience of Psychotherapy. Healing the Social Brain. 3. Auflage. New York: W.W. Norton.

De Jongh, Ad, Ernst, Renate, Marques, Luana, Hornsveld, Henk (2013): The impact of eye movements and tones on disturbing memories involving PTSD and other mental disorders. Journal of Behavior Therapy and Experimental Psychiatry 44(4), 477–483. https://doi.org/10.1016/j.jbtep.2013.07.002

Dearing, Ronda L., Stuewig, Jeff, Tangney, June Price (2005): On the importance of distinguishing shame from guilt: Relations to problematic alcohol and drug use. Addictive Behaviors 30(7), 1392–1404. https://doi.org/10.1016/j.addbeh.2005.02.002

Deutsche Gesellschaft für Psychiatrie und Psychotherapie, Psychosomatik und Nervenheilkunde (2019). S2k-Leitlinie Psychosoziale Therapien bei schweren psychischen Erkrankungen. AWMF-Registernummer 038-020. https://register.awmf.org/assets/guidelines/038-020l_S3_Psychosoziale_Therapien_bei_schweren_psychischen_Erkrankungen_2025-12.pdf

Deutsche Krebsgesellschaft/Deutsche Krebshilfe/AWMF (2023): Psychoonkologische Diagnostik, Beratung und Behandlung von erwachsenen Krebspatientinnen. Leitlinienprogramm Onkologie, Langversion 2.1. https://www.leitlinienprogramm-onkologie.de/leitlinien/psychoonkologie

Dishman, Rod K., O'Connor, Patrick J. (2009): Lessons in exercise neurobiology: The case of endorphins. Mental Health and Physical Activity 2(1), 4–9. https://doi.org/10.1016/j.mhpa.2009.01.002

Domingos, João, De Lima, Ana L. S., Steenbakkers-Van der Pol, Tessa, Godinho, Catarina, Bloem, Bastiaan R., De Vries, Nienke M. (2022): Boxing with and without kicking techniques for people with Parkinson's disease: An explorative pilot randomized controlled trial. Journal of Parkinson's Disease 12(8), 2585–2593. https://doi.org/10.3233/JPD-223447

Fletcher, Gerald F., Ades, Philip A., Kligfield, Paul, Arena, Ross, Balady, Gary J., Bittner, Vera A., Coke, La Princess, Fleg, Jerome L., Forman, Daniel E., Gerber, Thomas C., Gulati, Martha, Madan, Kamal, Rhodes, Jacqueline, Thompson, Paul D., Williams, Mark A. (2013): Exercise standards for testing and training: A scientific statement from the American Heart Association. Circulation 128(8), 873–934. https://doi.org/10.1161/cir.0b013e31829b5b44

Flückiger, Christoph, Del Re, Alessandro C., Wampold, Bruce E., Horvath, Adam O. (2018): The alliance in adult psychotherapy: A meta-analytic synthesis. Psychotherapy 55(4), 316–340. https://doi.org/10.1037/pst0000172

Forbes, Dorothy, Forbes, Scott C., Blake, Catherine M., Thiessen, Edward J., Forbes, Sarah (2015): Exercise programs for people with dementia. Cochrane Database of Systematic Reviews 2015 (4), CD006489. https://doi.org/10.1002/14651858.CD006489.pub4

Fournier, Kimberley A., Hass, Chris J., Naik, Sagar K., Lodha, Neha, Cauraugh, James H. (2010): Motor coordination in autism spectrum disorders: A synthesis and meta-analysis. Journal of Autism and Developmental Disorders 40(10), 1227–1240. https://doi.org/10.1007/s10803-010-0981-3

Gallenberg, Amy M. (2019): Boxing, masculinity, and help-seeking: How a boxing-based exercise program impacts the relationship between masculine norm adherence and help-seeking. Dissertation. Iowa City: University of Iowa.

Gammage, Kimberley L., Van Ingen, Cathy, Angrish, Katharine (2022): Measuring the effects of the Shape Your Life Project on the mental and physical health outcomes of survivors of gender-based violence. Violence Against Women 28(11), 2722–2741. https://doi.org/10.1177/10778012211038966

Geuter, Ulfried (2015): Körperpsychotherapie. Grundriss einer Theorie für die klinische Praxis. Stuttgart: Schattauer.

Ghaffar, Ali, Gallagher, Ryan, Rubin, Lior, Dharia, Shyam, Ketigian, Lilit, Whalen, Joseph, Scheid, Zachary, Patel, Krupa, Zhu, Jun, Michaelides, Christos, Leder, Andrew (2019): Effect of non-contact boxing on non-motor symptoms in Parkinson's disease. Abstract. International Congress of Parkinson's Disease and Movement Disorders. https://www.mdsabstracts.org

Grawe, Klaus (2000): Psychologische Therapie. 2., korrigierte Auflage. Göttingen: Hogrefe.

Groot, Colin, Hooghiemstra, Astrid M., Raijmakers, Pieter G. H. M., Van Berckel, Bart N. M., Scheltens, Philip, Scherder, Erik J. A., Van der Flier, Wiesje M., Ossenkoppele, Rik (2016): The effect of physical activity on cognitive function in patients with dementia: A meta-analysis of randomized control trials. Ageing Research Reviews 25, 13–23. https://doi.org/10.1016/j.arr.2015.11.005

Gross, James J. (1998): The emerging field of emotion regulation: An integrative review. Review of General Psychology 2(3), 271–299. https://doi.org/10.1037/1089-2680.2.3.271

Hall, Edward T. (1969): Die verborgene Dimension. Hamburg: Rowohlt.

Härle, Dirk (2018): Trauma und Coaching. Trauma-Signale erkennen und professionell handeln. Paderborn: Junfermann.

Hefferon, Kate, Mallery, Rachel, Gay, Chantelle, Elliott, Sarah (2013): "Leave all the troubles of the outside world": A qualitative study on the binary benefits of Boxercise for individuals with mental health difficulties. Qualitative Research in Sport, Exercise and Health 5(1), 80–102. https://doi.org/10.1080/2159676X.2012.712995

Hermelink, Katja, Voigt, Viktoria, Kaste, Julia, Neufeld, Florian, Wuerstlein, Ralf, Bühner, Markus, Münzel, Klaus, Schendel, Dolores J. (2017): Chemotherapy and post-traumatic stress in the causation of cognitive dysfunction in breast cancer patients. Journal of the National Cancer Institute 109(10), djx057. https://doi.org/10.1093/jnci/djx057

Heyn, Patricia, Abreu, Beatriz C., Ottenbacher, Kenneth J. (2004): The effects of exercise training on elderly persons with cognitive impairment and dementia: A meta-analysis. Archives of Physical Medicine and Rehabilitation 85(10), 1694–1704. https://doi.org/10.1016/j.apmr.2004.03.019

Holler, Ingrid (2017): Bedürfniskarten zur Gewaltfreien Kommunikation. Paderborn: Junfermann.

Huber, Michaela (2005): Trauma und die Folgen. Trauma und Traumabehandlung Teil 1. 2., überarbeitete Auflage. Paderborn: Junfermann.

Hüther, Gerald (2020): Bedienungsanleitung für ein menschliches Gehirn. Göttingen: Vandenhoeck & Ruprecht.

Jamison, Aaron L., Fischer, Matthew S., MEURET, Alicia E. (2019): Randomized clinical trial of capnometry-assisted respiratory training in panic disorder. Depression and Anxiety 36(7), 639–649.

Janelsins, Michelle C., Kesler, Shelli R., Ahles, Tim A., Morrow, Gary R. (2014): Prevalence, mechanisms, and management of cancer-related cognitive impairment. International Review of Psychiatry 26(1), 102–113. https://doi.org/10.3109/09540261.2013.864260

Joëls, Marian, Pu, Zhenwei, Wiegert, Olof, Oitzl, Melly S., Krugers, Harm J. (2006): Learning under stress: How does it work? Trends in Cognitive Sciences 10(4), 152–158. https://doi.org/10.1016/j.tics.2006.02.002

Kabat-Zinn, Jon (2011): Gesund durch Meditation. Das große Buch der Selbstheilung mit MBSR. München: O.W. Barth.

Klein-Nikolaidis, Antonia (o.J.): Karten der Befindlichkeiten, Coachingcards by Niko & Friends, Witten. https: //coachingcard.de

Kolb, Bryan, Whishaw, Ian Q. (2015): Fundamentals of Human Neuropsychology. 7. Auflage. New York: Worth Publishers.

Laborde, Sylvain, Allen, Mark S., Borges, Uirassu, Dosseville, Fabrice, Hosang, Thomas J., Iskra, Monika, Mosley, Emma, Salvotti, Caterina, Spolverato, Luca, Zammit, Nina, Javelle, Florian (2022): Effects of voluntary slow breathing on heart rate and heart rate variability: A systematic review and meta-analysis. Neuroscience & Biobehavioral Reviews 138, 104711. https://doi.org/10.1016/j.neubiorev.2022.104711

Lang, Russell, Koegel, Lynn K., Ashbaugh, Kristi, Regester, Amanda, Ence, Whitney, Smith, William (2010): Physical exercise and individuals with autism spectrum disorders: A systematic review. Research in Autism Spectrum Disorders 4(4), 565–576. https://doi.org/10.1016/j.rasd.2010.01.006

Lanius, Ruth A., Vermetten, Eric, Loewenstein, Richard J., Brand, Bethany, Schmahl, Christian, Bremner, J. Douglas, Spiegel, David (2010): Emotion modulation in PTSD: Clinical and neurobiological evidence for a dissociative subtype. American Journal of Psychiatry 167(6), 640–647. https://Doi.Org/10.1176/Appi.Ajp.2009.09081168

Lazarus, Richard S. (1991): Emotion and Adaptation. New York: Oxford University Press.

Ledoux, Joseph (2015): Anxious. Using the Brain to Understand and Treat Fear and Anxiety. New York: Viking.

Lee, David A., Scragg, Peter, Turner, Stephen (2001): The role of shame and guilt in traumatic stress. Clinical Psychology & Psychotherapy 8(4), 299–306. https://doi.org/10.1002/cpp.381

Lerner, Harriet G. (1985): The Dance of Anger. A Woman's Guide to Changing the Patterns of Intimate Relationships. New York: Harper & Row.

Levine, Peter A. (1999): Trauma-Heilung. Das Erwachen des Tigers. München: Synthesis.

Linehan, Marsha M. (2015): DBT Skills Training Manual. 2. Auflage. New York: Guilford Press.

Livesley, William J. (2003): Practical Management of Personality Disorder. New York: Guilford Press.

Lück, Renate (2021): Transgenerationale Therapie. 75 Therapiekarten. Weinheim: Beltz.

Lüdecke, Daniel, Bienstein, Christel (Hrsg.) (2010): Demenz und Geschlecht. Unterschiede verstehen – Gemeinsamkeiten nutzen. Frankfurt am Main: Mabuse.

Lyon, Debra, Owen, Susan, Osborne, Michelle S., Blake, Karen, Andrades, Beatriz (2020): Left / Write // Hook: A mixed method study of a writing and boxing workshop for survivors of childhood sexual abuse and trauma. International Journal of Wellbeing 10(5), 64–82. https://doi.org/10.5502/ijw.v10i5.1505

Maercker, Andreas (2021): Development of the new CPTSD diagnosis for ICD-11. World Psychiatry 20(3), 352–367. https://doi.org/10.1186/s40479-021-00148-8

Manzenreiter, Marion (2017): Neuroplastizität im Kontext der Sozialpädagogik. Das Phänomen der Neuroplastizität verstehen und in der Sozialpädagogik gezielt anwenden. Beau Bassin: AkademikerVerlag.

Marlatt, G. Alan, Donovan, Dennis M. (Hrsg.) (2005): Relapse Prevention. Maintenance Strategies in the Treatment of Addictive Behaviors. 2. Auflage. New York: Guilford Press.

Mcewen, Bruce S. (2017): Neurobiological and systemic effects of chronic stress. Chronic Stress 1, 1–11. https://doi.org/10.1177/2470547017692328

Meuret, Alicia E., Rosenfield, David, Seidel, Anna, Bhaskara, Lakshmi, Hofmann, Stefan G. (2010): Respiratory and cognitive mediators of treatment change in panic disorder: Evidence for intervention specificity. Journal of Consulting and Clinical Psychology 78(5), 691–704. https://doi.org/10.1037/a0019552

Morton, Sarah, O'Brien, Kevin, O'Reilly, Liam (2019): Boxing and substance use rehabilitation: Building skills and capacities in disadvantaged communities. Community Development Journal 54(3), 541–559. https://doi.org/10.1093/cdj/bsy006

Mösch, Sebastian (2015): Therapeutisches Boxen und Box Coaching: Auf einen Schlag. physiopraxis 13(10), 42–45. https://doi.org/10.1055/s-0041-104253

Nakagawa, Naoki, Yamamoto, Satoshi, Hanai, Akiko, Oiwa, Atsushi, Arao, Haruhiko (2024): Exercise intervention for the management of chemotherapy-induced peripheral neuropathy: A systematic review and network meta-analysis. Frontiers in Neurology 15, 1346099. https://doi.org/10.3389/fneur.2024.1346099

Näther, Frank (2021): Therapeutischer Notfallkoffer. Persönliches Arbeitsbuch. 2. Auflage. Norderstedt: BoD.

Notsu, Hiroki, Blansfield, Ryan E., Spina, Daniel S., Levy, Kenneth N. (2025): An updated meta-analysis of the relation between adult attachment style and working alliance. Psychotherapy Research 35(5), 721–734. https://doi.org/10.1080/10503307.2024.2370344

Ogden, Pat, Minton, Kekuni, Pain, Clare (2006): Trauma and the Body. A Sensorimotor Approach to Psychotherapy. New York: W. W. Norton.

Pesso, Albert (2000): Der Körper als Bühne der Seele. Psychomotorische Therapie nach Pesso. Paderborn: Junfermann.

Piché, François, Daneau, Catherine, Plourde, Catherine, Girard, Stéphanie, Romain, Alexandre J. (2023): Characteristics and impact of physical activity interventions during substance use disorder treatment excluding tobacco: A systematic review. PLOS ONE 18(4), e0283861. https://doi.org/10.1371/journal.pone.0283861

Porges, Stephen W. (2011): The Polyvagal Theory. Neurophysiological Foundations of Emotions, Attachment, Communication, and Self-Regulation. New York: W. W. Norton.

Reddemann, Luise (2017): Imagination als heilsame Kraft. Stuttgart: Klett-Cotta.

Reuter, Katrin, Penz, Martina (2016): Sporttherapie in der Onkologie. Berlin: Springer.

Rosenberg, Marshall B. (2016): Gewaltfreie Kommunikation. Eine Sprache des Lebens. 12. Auflage. Paderborn: Junfermann.

Schaaf, Roseann C., Benevides, T. W., Kelly, Donna, Mailloux, Zoe (2014): Occupational therapy using sensory integration to improve participation of a child with autism: A case report. American Journal of Occupational Therapy 68(5), 1–10. https://doi.org/10.5014/ajot.2014.012047

Scherwath, Corinna, Friedrich, Sibylle (2025): Soziale und pädagogische Arbeit bei Traumatisierung. 5., überarbeitete Auflage. München: Ernst Reinhardt Verlag.

Schore, Allan N. (2012): The Science of the Art of Psychotherapy. New York: W. W. Norton.

Schreiber, Florian, Tuscher, Julia, Lieb, Klaus (2011): Impulskontrollstörungen in der Verhaltenstherapie. Weinheim: Beltz.

Shapiro, Francine (2018): Eye Movement Desensitization and Reprocessing (EMDR) Therapy. Basic Principles, Protocols, and Procedures. 3. Auflage. New York: Guilford Press.

Siegel, Daniel J. (2020): Das achtsame Gehirn. Wie wir uns selbst verstehen und steuern lernen. Freiburg: Arbor.

Simpson, Jeffry A., Rholes, W. Steven (2017): Adult attachment, stress, and romantic relationships. Current Opinion in Psychology 13, 19–24. https://doi.org/10.1016/j.copsyc.2016.04.006

Sozialgesetzbuch VIII (1990/2025): Kinder- und Jugendhilfe. §§ 27 ff. Hilfen zur Erziehung. Abgerufen am 9. März 2026, von https://www.gesetze-im-internet.de/sgb_8

Storch, Maja, Tschacher, Wolfgang (2022): Embodiment. Die Wechselwirkung von Körper und Psyche verstehen und nutzen. 3., überarbeitete Auflage. Bern: Ernst Reinhardt Verlag.

Tangney, June Price, Wagner, Paul, Fletcher, Cynthia, Gramzow, Richard (1996): Shamed into anger? The relation of shame and guilt to anger and self-reported aggression. Journal of Personality and Social Psychology 70(4), 797–809. https://doi.org/10.1037/0022-3514.70.4.797

U. S. Department of Veterans Affairs (2023): PTSD and DSM-5. https://www.ptsd.va.gov/professional/treat/essentials/dsm5_ptsd.asp

Van der Hart, Onno, Nijenhuis, Ellert R. S., Steele, Kathy (2006): The Haunted Self. Structural Dissociation and the Treatment of Chronic Traumatization. New York: W. W. Norton.

Van der Kolk, Bessel A. (2014): The Body Keeps the Score. Brain, Mind, and Body in the Healing of Trauma. New York: Viking.

Van Ingen, Cathy (2011): Shape your life and embrace your aggression: A boxing project for female and trans survivors of violence. Women in Sport and Physical Activity Journal 20(1), 66–73. https://doi.org/10.1123/wspaj.20.1.66

Wang, Zhe, Song, Bo, Liu, Cheng, Ma, Hui, Bai, Zhi, Carneiro, Maria A. S., Youssef, Laila, Chen, Chao, Zhang, Li, Wang, Dong (2025): Effects of boxing exercise in people with Parkinson's disease: A systematic review. Frontiers in Aging Neuroscience 17, 1505326. https://doi.org/10.3389/fnagi.2025.1505326

Wells, Gary L., Petty, Richard E. (1980): The effects of overt head movements on persuasion: Compatibility and incompatibility of responses. Basic and Applied Social Psychology 1(3), 219–230. https://doi.org/10.1207/s15324834basp0103_2

Woodhead, Catherine, Mceyeson, Alex, Claridge, Natalie, Alhfar, Hanan, Williams, Ian, Cummins, Paul (2019): Action Youth Boxing Intervention (AYBI) Real-Talk Programme: Preliminary Evaluation Report. London: University College London.

World Health Organization (1948): Constitution of the World Health Organization. https://www.who.int/about/governance/constitution

World Health Organization (2019): International Classification of Diseases for Mortality and Morbidity Statistics (ICD-11). https://icd.who.int

Xu, Wen, Liang, Hsiang-Ning, Baghaei, Narges, Tu, Hua (2021): Effects of an immersive virtual reality exergame (FitXR) on physical and mental health among young adults. JMIR Serious Games 9(4), e31338. https://doi.org/10.2196/31338

Zaccaro, Andrea, Piarulli, Andrea, Laurino, Marco, Garbella, Elena, Menicucci, Danilo, Neri, Bruno, Gemignani, Angelo (2018): How breath-control can change your life: A systematic review on psycho-physiological correlates of slow breathing. Frontiers in Human Neuroscience 12, 353. https://doi.org/10.3389/fnhum.2018.00353

Zelano, Christina, Jiang, Huiling, Zhou, Guangyu, Arora, Nikita, Schuele, Stephan, Rosenow, Joshua, Gottfried, Jay A. (2016): Nasal respiration entrains human limbic oscillations and modulates cognitive function. Journal of Neuroscience 36(49), 12448–12467. https://doi.org/10.1523/JNEUROSCI.2586-16.2016